JN102512

救急隊員による疾病の観察・処置の標準化

PEMEC

Prehospital Emergency Medical Evaluation and Care

ガイドブック2023

監　　修：日本臨床救急医学会

編　　集：日本臨床救急医学会 PEMECガイドブック改訂に関する編集委員会

編集協力：日本臨床救急医学会 PEMEC企画運営小委員会・小児救急委員会

へるす出版

改訂版の監修にあたって

　日本臨床救急医学会では 2017 年に『PEMEC ガイドブック 2017』を発刊し，病院前救護における内因性疾病傷病者に対する救急隊員の標準化した救護活動を提唱しました。生理学的評価や解剖学的評価を特に重視して緊急度・重症度を判断する外傷傷病者とは異なり，疾病では緊急度・重症度が高い傷病者であっても，バイタルサインを中心とした生理学的徴候には異常が出現しないことがあります。このため PEMEC ガイドブックでは，疾病傷病者の緊急度・重症度の評価において，的確な情報収集と身体観察が重視されることを明確化しました。PEMEC ガイドブックに掲載されたケースシナリオを用いて，全国各地で日本臨床救急医学会主催の PEMEC コースが開催され，疾病傷病者への現場対応について，シミュレーション教育を通した普及が進んでいます。

　PEMEC コースのなかで受講者や講師から出された貴重な意見を中心に，この度 PEMEC ガイドブックを改訂いたしました。主な変更点は，従来の「ハイリスク症候」と「ハイリスク傷病者」を，「気道，呼吸，循環，中枢神経系の重篤な異常など，緊急度が高い状態であることが疑われる症候，または，急変して重篤な状態となる可能性が強く懸念される症候」として「ハイリスク症候」にまとめたこと，PSLS との整合性からシンシナティ病院前脳卒中スケール評価を初期評価において行うとしていたものを，原則として全身観察・重点観察で行うよう変更したことです。いずれも現場で活動されている救急隊員からの意見をもとにしたものであり，今回の改訂によりさらに実践的なガイドブックとなったものと考えています。

　PEMEC が広く普及することにより，疾病傷病者に対する標準化された病院前救護が実践されるのみでなく，疾病に対する救急隊員の病態理解が進み，傷病者の緊急度・重症度判定および医療機関の選定と搬送がより適切なものとなることを期待しています。疾病による防ぎ得た死亡と後遺症が回避され，一人でも多くの傷病者が健康を回復されることを願っています。

2023 年 2 月

一般社団法人 日本臨床救急医学会

代表理事　溝端　康光

序 （改訂版）

　2017 年に開発され，順調に広まっていったかのようにみえた PEMEC は，誕生からわずか 2 年にして 2020 年からの新型コロナウイルス感染症（COVID-19）のパンデミックに見舞われました。中止を余儀なくされたコースもたくさんありましたが，われわれは諦めず急病傷病者に対する病院前での観察・評価を標準化することの重要性を考え，しっかりと感染対策を講じた上でコースを展開してきました。

　PEMEC では，病院前救護活動を 7 つの Step に分けています。この Step ごとに緊急度の判定を下し，Step の早い段階で内因性ロード＆ゴーを宣言するものはより緊急度が高く，Step を進めるほど重症度はさほど変わらなくても専門性が明確になってくるという仕組みになっています。疾病の緊急度や専門性を明確に搬送先医療機関に伝えることによって，医療機関における人・もの・心の準備を促すことに繋がり，急病傷病者の防ぎ得た死と後遺症の回避に結びつくと考えています。

　今回の改訂では，さらにより多くの病院前救護に関わる人々にわかりやすく受け入れられやすい内容とするため，編集作業を行いました。改訂のポイントは大きく 2 つあります。一つは，内因性ロード＆ゴーの宣言を懸念する生理学的徴候や緊急度の高い疾病を疑わせる症候をまとめて「ハイリスク症候」と称したことです。「ハイリスク症候」に該当する場合は，現場で内因性ロード＆ゴーを宣言するかもしれないと，チーム全体にいつでも心のスイッチを入れられる心理状態を作り出すことができます。もう一つは，Step 2 の初期評価では，生理学的徴候の異常を見出して生命の危機を認知し，蘇生を行うことをより明文化したことです。それぞれの疾病で，根本的な治療が大事であることは言うまでもありませんが，その根本治療を行うためには治療に耐えうる状況を整えなければなりません。

　PEMEC の概念が少しずつ広まる中，今回の改訂で，より多くの方々から，より多くの場面で受け入れられることになると確信しています。これからも皆様と一緒に学び，議論を重ねることで，PEMEC がさらに良いものとなり，多くの傷病者の救命と機能障害の軽減に寄与することを願ってやみません。

2023 年 1 月

　　　　　　　　一般社団法人 日本臨床救急医学会 PEMEC 企画運営小委員会

　　　　　　　　　　　　委員長　髙松　純平

編集にあたって

　内因性疾患の傷病者に対する病院前活動の標準化とそのトレーニングの有効な方法の一つとして，PEMEC コースの普及が進んでいます。その結果が今回の改訂の契機になっていることを認識し，企画運営小委員会の意図に従い，編集委員を中心に高い緊張の中で作業は進められました。

　編集にあたっては，まず初版で形成された一連の PEMEC の構成と PSLS から続くアルゴリズムを踏襲しながらも，内因性ロード＆ゴー，ハイリスク症候，緊急安静搬送などの PEMEC 内で用いる用語について曖昧性を回避し，総務省消防庁による活動基準や緊急度判定プロトコルとの整合性を向上させました。次に 7 つの各 Step については，実施項目をより明確化する一方で，実際の活動との乖離を避けるため，形式や作法にこだわり過ぎないような表記としました。さらに，急速に進む高齢社会の中で，救急活動と並んで傷病者の社会復帰を重要視し，脳卒中が強く疑われる場合において，初期評価における神経所見の質的評価が初版に引き続き容認されました。16 の各症候については，トレーニングシナリオの数を初版の 2 倍以上に増やし，全国の救急隊員が各地域で遭遇する多様な状況についての学習に対応できるよう工夫しました。標準化されたシナリオの量産においては，ケースマップの利便性が一助となったと感じます。また各シナリオについては，質の担保を図る一方で，自主学習やコース後の振り返りを容易にすることを目的に，学習のポイントをより明確にし，事例に沿った解説に重きを置きました。

　今回の改訂が救急隊員の知識・技能・チームワークの向上および地域メディカルコントロール協議会への貢献を通して，社会貢献につながれば編集委員として冥利に尽きます。

　最後に，改訂にご尽力いただいた委員および関係者の方々に深く感謝を申しあげ，今回の改訂が PEMEC の進化の一ステップになることを祈念します。

2023 年 1 月

一般社団法人　日本臨床救急医学会
PEMEC ガイドブック改訂に関する編集委員会
編集委員長　　安心院康彦

監修にあたって（初版）

　このたび，日本臨床救急医学会は検討を重ねてきた PEMEC（Prehospital Emergency Medical Evaluation and Care）ガイドブック 2017 を上梓します。PEMEC は，わが国の外傷病院前救護の標準化に大きく貢献してきた JPTEC™（Japan Prehospital Trauma Evaluation and Care）を内因性の疾病に当てはめたものと考えていただければ理解が容易と思います。内因性であっても心肺停止に対する標準的な対応は，JRC 蘇生ガイドラインに準拠した BLS（Basic Life Support）および ALS（Advanced Life Support）としてすでに普及していますので PEMEC では取り扱いません。また，疾病の中でもとくに重要な脳卒中と意識障害に的を絞り PEMEC に先行して標準化された PSLS（Prehospital Stroke Life Support）と PCEC（Prehospital Coma Evaluation and Care）の基本的な内容は PEMEC の一部として包括された概念になりました。

　PEMEC アルゴリズムの概念は JPTEC™ と同様に，状況評価，初期評価，全身観察，車内活動などの段階を踏んだものとしました。内因性の疾病傷病者はどの病態や症候でも共通の「ハイリスク傷病者」「内因性ロード＆ゴー」「バイタルサインにおける緊急度分類」の概念を用いた基準で重症以上の判断をします。さらに，個別の病態や症候については救急現場で遭遇する頻度の高い 14 種類について「症候別緊急度分類」を定めました。脳卒中や意識障害に対しては PEMEC から PSLS や PCEC のアルゴリズムに移行できるように工夫されています。

　PEMEC の普及によって内因性の疾病傷病者に対する病院前救護の標準化が推進されることだけでなく，疾病の病態がより深く理解されて，傷病者の緊急度・重症度がより適切に判断され，より適切な医療機関選定と搬送につながることを期待しています。内因性の疾病による防ぎ得た死亡と後遺症が回避され，1 人でも多くの傷病者が健康を回復することを願います。

平成 29 年 1 月

一般社団法人　日本臨床救急医学会

代表理事　坂本　哲也

序（初版）

　わが国では，病院前救護の標準化が進められ，まずは外傷傷病者に対する JPTEC™ が刊行されました。その後，疾病傷病者に対するものとしては，平成18年に PSLS が，平成20年に PCEC が策定され，日本臨床救急医学会の監修のもと，それぞれのガイドブックが発刊されています。

　こうしたなか，平成21年に消防法が改正され，「傷病者の搬送及び受入れの実施基準」が各都道府県により策定されました。この中で，消防機関が傷病者の状況を確認し，医療機関リストの中から搬送先医療機関を選定するためのルール（観察基準および選定基準），および，傷病者の状況を伝達するルール（伝達基準）を策定することが求められました。これを受け，搬送先選定の基準としての項目やそのレベルなどが定められましたが，急性疾病の傷病者に対し，どのように観察を行い，どこで何を判断するのかといった現場活動を標準化したマニュアルはこれまで策定されていませんでした。早期の t-PA 投与を可能にするよう，疾病傷病者の中でも脳梗塞を疑わせる症候に対して適用できる PSLS と PCEC が策定されたのみです。

　本書は，急性疾病の傷病者に対し，現場に出動した救急隊員がどのような活動を行うべきかを明確にし，標準化しようとするものです。「内因性ロード＆ゴー」や，「ハイリスク傷病者」「緊急安静搬送」など，今後，現場活動において共通言語とすべきキーワードも紹介しています。生理学的評価や解剖学的評価から緊急度・重症度を把握する外傷傷病者に対し，急性疾病傷病者では，緊急度・重症度が高くても，バイタルサインを中心とした生理学的徴候の異常が出現しないことはよく経験されます。緊急度・重症度を把握するためには，的確な情報収集と身体観察を行うことが求められます。本書では，外傷傷病者と疾病傷病者のこのような違いを理解したうえで，疾病傷病者に対して実施すべき適切な病院前救護活動について紹介しています。

　急性疾病の緊急度・重症度の評価は，外傷以上に難しいと思われます。1人でも多くの急性疾病の傷病者を救命できるよう，本書が，日々の救急現場で活動される多くの救急隊員に活用されることを期待いたします。

平成29年1月

一般社団法人 日本臨床救急医学会　PMEC 検討小委員会

委員長　溝端　康光

日本臨床救急医学会

PEMEC ガイドブック改訂に関する編集委員会

朝日　美穂　　佐賀大学医学部附属病院高度救命救急センター

○安心院康彦　帝京大学医学部救急医学講座／同大学医学部附属病院安全
　　　　　　　管理部

池田　尚人　　昭和大学江東豊洲病院脳血管センター脳神経外科

石原　嗣郎　　埼玉医科大学総合医療センター心臓内科

佐藤　哲哉　　東北大学病院高度救命救急センター

髙松　純平　　関西労災病院救急部

中村　光伸　　前橋赤十字病院高度救命救急センター集中治療科・救急科

畑田　　剛　　桑名市総合医療センター救急科

福岡　範恭　　京都橘大学健康科学部救急救命学科

○印＝委員長

（五十音順）

日本臨床救急医学会 PEMEC 企画運営小委員会

◆ 委　員

朝日　美穂	佐賀大学医学部附属病院高度救命救急センター
安心院康彦	帝京大学医学部救急医学講座／同大学医学部附属病院安全管理部
角谷　直人	上尾市消防本部
佐藤　哲哉	東北大学病院高度救命救急センター
沢本　圭悟	札幌医科大学附属病院高度救命救急センター
○髙松　純平	関西労災病院救急部
中村　光伸	前橋赤十字病院高度救命救急センター集中治療科・救急科
畑田　　剛	桑名市総合医療センター救急科
福岡　範恭	京都橘大学健康科学部救急救命学科
藤田　　基	山口大学医学部附属病院先進救急医療センター

◆ オブザーバー

喜多村泰輔	福岡大学病院救命救急センター
世良　俊樹	広島大学病院救急集中治療科
中尾　彰太	大阪府泉州救命救急センター
南　　啓介	石川県立中央病院救命救急センター

○印＝委員長
（五十音順）

執筆協力者

伊藤　正幸	小牧市消防本部
井上　　哲	東京消防庁
大石　泰男	京都橘大学健康科学部救急救命学科
大河原由記	前橋赤十字病院救急災害事業課
尾中　秀行	知多中部広域事務組合消防本部
風間　幸道	藤沢市消防局
勝守　高之	前橋市消防局
川田　広明	前橋赤十字病院救急災害事業課
菊川　忠臣	帝京大学医療技術学部スポーツ医療学科救急救命士コース
澤田　　仁	京都橘大学健康科学部救急救命学科
高梨　利満	帝京大学医療技術学部スポーツ医療学科救急救命士コース
寺石　恭輔	川西市消防本部
永井　駿一	三田市消防本部
丹羽　一晃	名古屋掖済会病院
野口佐弥香	東京消防庁
福井　俊広	伊賀市消防本部
福原　　武	伊賀市消防本部
藤田　雄己	尼崎市消防局
本田　茂人	上尾市消防本部
水野　篤史	小牧市消防本部
宮本　　守	高崎市等広域消防局高崎中央消防署救急1係
山本　直樹	伊賀市消防本部
吉田　茂義	尼崎市消防局

『PEMEC ガイドブック 2023』目次

I　イントロダクション

1　PEMEC の位置づけ

　2008 年，日本臨床救急医学会において疾病（内因性疾患）傷病者に対する初期対応の標準化を図るための AMLS（Advanced Medical Life Support）小委員会が設置され，2013 年に PMEC（Prehospital Medical Evaluation and Care）検討小委員会に改組された。PMEC 検討小委員会によってまとめられた PEMEC（Prehospital Emergency Medical Evaluation and Care）は，疾病による非心停止傷病者に対する病院前救護の標準的手法を策定したものである。さらに，外傷ではない外因としてあげられる固形異物や体温異常についても扱うこととしている。そのため，一部外因を含んだ救急疾患に対応した標準化コースであるといえる。すでに，心停止傷病者に対する BLS（Basic Life Support）／ALS（Advanced Life Support），外傷傷病者に対する JPTEC（Japan Prehospital Trauma Evaluation and Care），意識障害傷病者に対する PCEC（Prehospital Coma Evaluation and Care），脳卒中傷病者に対する PSLS（Prehospital Stroke Life Support）といった病院前救護の標準手法が普及しているが，PEMEC では PCEC や PSLS を含み，呼吸困難，動悸，胸痛，腹痛，めまいなどの内因性疾患の症候への初期対応を定めている。つまり，PEMEC は前述したような症候から病院前救護活動に入り，疾病を主体としながらも外傷以外の外因を含む救急疾患に対応する標準化コースである。このことから，日本語表記を「症候別救急疾患病院前救護」コースと称することとした。さらに今回の改訂に際して，小児傷病者への対応である PPMEC（Pediatric Prehospital Medical Evaluation and Care）と循環器疾患への対応である PACC（Prehospital Acute Cardiac Care）が新たに加わった（詳しくは p.4 参照）。

　PEMEC では総務省消防庁の「緊急度判定プロトコル Ver. 3」との整合性が図られており，救急救命処置拡大行為（輸液プロトコルおよびブドウ糖投与プロトコル）の適応が同時に判断できるよう工夫されている。意識障害病院前救護（PCEC）および脳卒中病院前救護（PSLS），循環器疾患病院前救護（PACC）への移行は PEMEC が起点になると考えられる。PEMEC と他の標準化コースとの関係を図 I -1 に示す。

2　PEMEC と主な標準化コース

　病院前救護活動（プレホスピタルケア）の対象となる傷病者の状態には，大別して，①心停止，②外因（外傷を含む）によるもの，③疾病（内因性疾患）によるもの，の 3 種類がある（図 I -1）。傷病者の予後を改善するためには，適切で迅速なプ

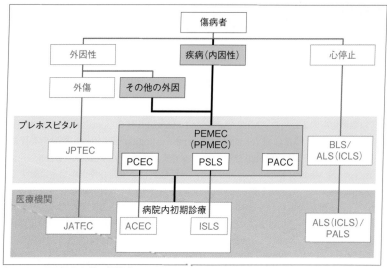

図 I-1　PEMEC と他の標準化コースとの関係
JATEC：Japan Advanced Trauma Evaluation and Care
ACEC：Advanced Coma Evaluation and Care
ISLS：Immediate Stroke Life Support
ALS：Advanced Life Support
PALS：Pediatric Advanced Life Support

レホスピタルケアの方法を広く普及させる必要があり，①～③に対応するプレホスピタルケアの標準化が欠かせない。

1）心停止に対するプレホスピタルケア

　心停止はもっとも重篤であり，実際に生命の危機に瀕していることから，心停止傷病者のプレホスピタルケアは最初に標準化された。アメリカ心臓協会（American Heart Association；AHA）のガイドラインの普及と併せて，2000 年以降は AHA 主催の BLS トレーニングが国内で開催されており，心停止傷病者の予後改善に貢献してきた。日本救急医学会においても，日本蘇生協議会（Japan Resuscitation Council；JRC）のガイドラインに準拠した心停止標準アルゴリズムである ICLS（Immediate Cardiac Life Support）に基づく BLS トレーニングが開催されており，JRC による心肺蘇生アルゴリズムは広く全国に普及している。

2）外傷に対するプレホスピタルケア

　外傷を対象とするプレホスピタルケアの標準化は，Basic Trauma Life Support-Japan（BTLS-Japan）および Prehospital Trauma Care Japan（PTCJ）が主催する外傷トレーニングが先駆であり，両者は 2003 年に日本救急医学会が主催する外傷病院前救護（JPTEC）に統合された。現在，JPTEC は標準的な外傷病院前救護として全国の消防組織に広く受け入れられている。とくに，状況評価，初期評価，全身観察，車内収容直後の活動などの各 Step と，重症以上の外傷を定義した「ロード＆ゴー」は外傷の緊急度・重症度判定に優れており，救急現場活動における標準的な思考方法の一つとなっている。この骨子は，のちに標準化された脳卒中病院前救護（PSLS）および意識障害病院前救護（PCEC）にも引き継がれた。

　2005 年，国内で脳卒中患者に対する t-PA 治療が認可されたことを受けて，日本臨床救急医学会に設置された PCEC／PSLS に関する小委員会は，2007 年に PSLS を，翌 2008 年に PCEC を策定した。PCEC／PSLS アルゴリズムは，JPTEC の活動手順（各 Step）に準拠しており，JPTEC と同様に特定の疾病（脳卒中）および特定の病態・症候（意識障害）の緊急度・重症度判定に優れている。2014 年の消防法改正と救急救命士による救急救命処置の拡大（特定行為の実施）を受けて PCEC／PSLS も 2015 年に改訂されたが，JPTEC に準拠した活動手順はそのまま踏襲されている。

3）疾病に対するプレホスピタルケア

　疾病を対象としたプレホスピタルケアの標準化の試みは，日本臨床救急医学会に設置された AMLS 小委員会において 2008 年から開始された。JPTEC や PCEC／PSLS とは異なり，AMLS では心停止と外傷以外の疾病傷病者のすべて，あるいは心停止と外傷以外の病態・症候のすべてを扱うため，標準化は困難を伴った。AMLS 小委員会は 2013 年に PMEC 検討小委員会に改組されたが，ここでまとめられた PEMEC アルゴリズムも PCEC／PSLS と同様に，JPTEC の各 Step に準拠している。各症候の疾病傷病者のすべてに共通する項目として，生理学的徴候の異常や急変して重篤な状態となる可能性が強く懸念される症候を「ハイリスク症候」と定義し，緊急度判定プロトコルでは救急現場でしばしば遭遇する 14 種類の病態・症候に関しては緊急度の高いものを「1 次補足因子の第 2 段階である非生理学的な指標や 2 次補足因子における症状ごとの特異的な観察項目にある緊急度（赤 1）」[註]と定義しており，活動手順（Step）ごと，あるいは病態・症候ごとに適切な緊急度判定が行えるよう配慮されている。また，脳卒中を疑う傷病者，あるいは主な病態・症候が意識障害である傷病者においては，PEMEC から PCEC／PSLS へ違和感なく移行できるよう工夫されている。

4) PPMEC, PACC

　近年，これまでの標準化コースでは十分に網羅することができなかった傷病者に対して，いくつかのプログラムが開発されている。小児病院前救護トレーニングコース（PPMEC），循環器疾患の観察と処置の標準化コース（PACC）について，限定的ではあるがすでに先行してコースが開催されている。なお，これらはガイドブックとして正式に公開されているわけではないが，本書ではそれぞれの名称を掲載し，開発中のコースとして紹介する。

　小児傷病者に適切な病院前救護を実施するためには，成人とは異なる小児特有の生理学的特性および解剖学的特性をふまえて，小児病院前救護にかかわる知識や技能を習得する必要がある。しかし，わが国では18歳未満の小児傷病者の救急搬送は全体の8.3％と少なく，救急隊員が小児傷病者にかかわる知識や技能を on the job training（OJT）のみで維持することは容易ではない。これを補完するために日本臨床救急医学会小児救急委員会では，2015年に off the job training（Off-JT）として，小児傷病者に対する病院前救護の標準化された教育プログラム「PPMEC」を開発した。コースではとくに，小児の評価，小児の basic airway，小児の advanced airway，アナフィラキシーについて取り上げ，学習できるように構成している。

　2018年12月10日に「健康寿命の延伸等を図るための脳卒中，心臓病その他の循環器病に係る対策に関する基本法」（脳卒中・循環器病対策基本法）が成立し，同年12月14日に公布された。同法には循環器病に対する総合的な施策が記載されており，救急救命士および救急隊員についても，循環器病の病態鑑別や研修機会の確保の必要性が明記されている（同法第13条）。循環器救急疾患は重症化しやすく，病院前にあっても迅速かつ適切に対応できるように対策を講じる必要があった。そこで日本臨床救急医学会では，2020年にPACCコースの開発を開始し，循環器病患傷病者の予後改善を図るためのトレーニングコースとして開始されることとなった。例えば，急性冠症候群（acute coronary syndrome；ACS）では早期治療が重要であるが，治療時間〔最初の医療従事者の接触から冠動脈におけるバルーン拡張までの時間（first medical contact to balloon time；FMT）〕の短縮には，救急隊が取得した病院前12誘導心電図が有効であることが多くの研究データから明らかとなっており，FMTの短縮により死亡リスクが減少することや左室機能の予後が保

註：補足因子とは，緊急度判定プロトコルで定められた傷病者の緊急度を判定するための指標のことをいう。1次補足因子は2段階に分類され，呼吸・循環・意識・体温といったバイタルサイン（生理学的な指標）を第1段階とし，疼痛の強さ，出血性素因，受傷機転（非生理的な指標）を第2段階としている。2次補足因子は，特定の主訴から想定される症候に特異的に認められる観察項目のことで，1次補足因子を補完するものとして位置づけている。

たれることが報告されている。コースでは，見逃してはならない5 killer chest pains（急性冠症候群，急性大動脈解離，肺血栓塞栓症，緊張性気胸，特発性食道破裂）を含む循環器疾患に対する病態鑑別，病院前12誘導心電図の活用および循環器疾患への酸素化に対する考え方を中心に学習する。

3 | PEMEC の概略

1）PEMEC の目的

　PEMEC の目的は，疾病傷病者の「防ぎ得た死亡と後遺症」を回避することである。高度な救急救命処置や治療を必要とする重症例だけでなく，中等症以下の疾病傷病者に対する病院前救護も包括する。また PEMEC は，心停止や急性冠症候群，意識障害，脳卒中などのより重篤な病態を呈する傷病者に対する適切な病院前救護を提供するとともに，BLS／ALS，PCEC／PSLS，PACC などへの移行も促す。PEMEC によって，疾病傷病者の病態理解と正確で迅速な緊急度判定がなされ，ひいては，評価に基づく適切な救急処置と医療機関選定が可能となることが期待される。

2）PEMEC の対象

　PEMEC の対象は，通報の段階で心停止状態ではなく，外傷によるものを除外した疾病傷病者（非心停止の疾病傷病者）である（図Ⅰ-1）。このなかには，PCEC で扱う意識障害傷病者や PSLS で扱う脳卒中傷病者，PACC で扱う循環器疾患傷病者も含んでいる。地域の救急医療体制においては，各 Step の意味をふまえたうえで，PEMEC を地域特性や搬送実施基準，病態や状況に応じて疾病傷病者以外にも弾力的に活用してよい。

3）PEMEC における傷病者への初期対応

　疾病傷病者への初期対応で大切なことは，まず外傷を否定し，そしてその傷病者の置かれている病態が重篤な状態なのかどうかを見極めることである。

（1）2つの目による傷病者の病態把握

　傷病者の病態を把握するためには，傷病者の初期対応において生命を脅かす病態の評価と処置を行う第1の目をもつことと，生理学的徴候の異常を安定化させたうえで，原因に沿った対応を行う第2の目をもつことが大切である（図Ⅰ-2）。このことは外傷と疾病のどちらにおいても重要である。しかし，概略は同じでも外傷と疾病ではそれぞれの評価や対応の仕方が異なってくる。それは，受傷機転と身体的所見から比較的わかりやすい特徴をもつ外傷と，発症様式も時として曖昧で症状と

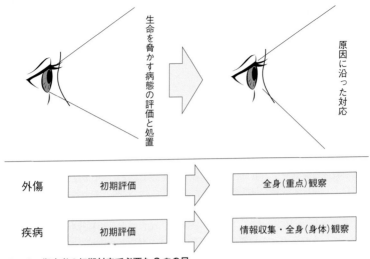

図 I-2　傷病者の初期対応で必要な 2 つの目

外傷　初期評価　全身（重点）観察

疾病　初期評価　情報収集・全身（身体）観察

して現れる疾病との違いに関係している。

(2) 外傷と疾病の病態把握と処置における相違点

　例えば，傷病者を第 1 の目で見たときに呼吸（B）や循環（C）に異常をきたしていたとする。外傷であれば，開放性気胸に対してはドレッシング材で被覆する，腹腔内出血に対しては循環血液量を補うために輸液を行うなどの処置を行う。救急隊による応急処置は，確認できた損傷に対して原因に沿った対応としての意味合いをもつ。一方，疾病では，心窩部を押さえながら気分不良を訴えていたとしても，原因はよくわからず，酸素や輸液を行ったとしても対症的な意味でしかない。この状況は第 2 の目で見たときも同様である。疾病については原因検索が必要であり，その手がかりとなるのは本人にかかわる病歴や処方歴などの情報である。

(3) 疾病に対する初期対応のアルゴリズム化

　疾病傷病者への現場対応では，外傷の可能性をルールアウトし，現場到着までの間にあらかじめ「人・もの・心」の準備を行う。傷病者に接したら，まず何よりも生命を脅かす病態を評価し，必要な処置を行う。疾病の場合，可及的速やかな情報収集が重要である。次いで身体観察で病態を再確認し，原因となる症候を見出す。ここまでに確認できた症候に基づいて医療機関を選定する。この一連の流れを図式化したものが，PEMEC のアルゴリズムである（p.14，図 II-1 参照）。

表 I-1　初期評価における内因性ロード&ゴーの判断基準と必要な処置

【内因性ロード & ゴーの判断基準】

A	気道の異常	：気道閉塞または高度狭窄を伴う 舌根沈下などで気道確保が困難である
B	呼吸の異常	：明らかな頻呼吸または徐呼吸を認める 呼吸様式の異常を伴う
C	循環の異常	：蒼白，末梢冷感・湿潤，頻脈を伴う，または橈骨動脈で脈拍を触知しない
D	中枢神経系の異常	：意識レベル JCS Ⅲ桁，GCS 8 点以下 進行する意識障害：活動中に GCS 2 点以上低下する，あるいは JCS 30 で 1 段階以上悪化する 脳ヘルニア徴候(GCS 14 点以下＋瞳孔不同, 片麻痺, Cushing 現象)

【必要な処置】

1. 気道確保
2. 補助換気
3. 口腔内異物除去，分泌物吸引
4. 酸素投与
5. 側臥位または回復体位，セミファウラー位
6. 冷却または保温

4) PEMEC で使用する用語

(1) 内因性ロード&ゴー

　内因性ロード&ゴーとは，疾病において生命に危険が差し迫っている，もしくは潜在的に生命の危険が無視できない病態に対する活動方針である。その宣言の対象は，生理学的徴候の異常，すなわち気道 (A)，呼吸 (B)，循環 (C) の異常により生命に危機が迫っている緊急度の高い病態 (後述する「ハイリスク症候」の中核をなす) を有する傷病者である。これらの傷病者に対して現場の救急隊員による処置で症状を改善できなければ，内因性ロード&ゴーを宣言する。また，A・B・C が安定していても，中枢神経系の評価 (D) において表 I-1 の中枢神経系の異常を示す所見が得られた場合には，同様に内因性ロード&ゴーを宣言する。内因性ロード&ゴーを宣言したら，原則としてそれ以降のアルゴリズムをいったん中断して医療機関への搬送を開始する。

　PEMEC における内因性ロード&ゴーの判断基準には，初期評価によるもの，1 次補足因子の第 1 段階であるバイタルサインにおける緊急度の「赤 1」，1 次補足因子の第 2 段階である非生理学的な指標や 2 次補足因子における症状ごとの特異的な観察項目にある「赤 1」の 3 種類がある。初期評価における内因性ロード&ゴーの判断基準と必要な処置を表 I-1，バイタルサインにおける緊急度の「赤 1」を表 I-2 に示す。

　脳ヘルニア徴候は，表 I-1 の D におけるいずれかの徴候を示す場合をいう。前述したとおり，脳ヘルニア徴候は生命に危機が迫っている緊急度の高い病態であり，

表 I -2　バイタルサインにおける緊急度の「赤 1」（目安）

呼　吸	：呼吸数 10 回／分未満，または 30 回／分以上
脈　拍	：脈拍 120 回／分以上，または 50 回／分未満
血　圧	：収縮期血圧 90 mmHg 以下，または 200 mmHg 以上
SpO$_2$	：90％未満
意識レベル	：GCS 8 点以下，JCS Ⅲ桁

小児の各指標については，表Ⅴ-6〜9（pp33-35）参照

内因性ロード＆ゴーを宣言する対象となる。

(2) ハイリスク症候

　ハイリスク症候とは，気道，呼吸，循環，中枢神経系の重篤な異常など，緊急度が高い状態であることが疑われる症候，または，急変して重篤な状態となる可能性が強く懸念される症候をいう。

　総務省消防庁の「緊急度判定プロトコル Ver.3（119 番通報）」のアルゴリズムにおいて，通信指令員による共通項目インタビュー（生理学的徴候の確認）で表 I -3に示すような「異常あり」の情報は「R2」（p.19，図Ⅲ-1 参照）となり，この時点でPEMEC におけるハイリスク症候と判断する。共通項目インタビューですべてに異常がない場合，通信指令員は症候別インタビューを行い，症候別の聴取項目により緊急度（R2〜G）を評価する。あるいは聴取項目で聞き取れなくても，背部痛で「突然の」「裂けるような痛み」「移動する痛み」といった疾病特有の緊急度を示す情報を聴取でき，急性大動脈解離などの重篤な疾患が想定された場合もハイリスク症候と判断する。

　救急隊員が初期評価，身体観察，車内活動においてハイリスク症候を認めた場合は，内因性ロード＆ゴー適応の根拠となる。初期評価におけるハイリスク症候の判断は表 I -1 に準じ，その後の活動では表 I -3 を参考として内因性ロード＆ゴーの適応を含めた活動方針を決定する。

(3) 緊急安静搬送

　内因性ロード＆ゴーの対象かどうかにかかわらず，現場または搬送中にバイタルサインの異常や脳ヘルニアなどの急変を生じやすい病態として，くも膜下出血，急性大動脈解離，重症偶発性低体温症などがある。これらの病態は生命または重要な身体機能をいつ損なってもおかしくない病態であることから，搬送中は傷病者の安静を保ち，頻回の呼びかけや圧迫（痛み）刺激などの不要な刺激を極力避ける必要がある。搬送中の傷病者に対する活動方針を緊急安静搬送（Hurry but Gently）という。緊急安静搬送では，傷病者を愛護的に扱うとともに，いつ生じてもおかしくない急変に備える。緊急安静搬送の対象となり得る症候を表 I -3 に示す。また，くも膜下出血や急性大動脈解離では，発症から時間が経過して症状が改善し，ハイリスク症候を示さない場合でも，これらの病態を疑う傷病者については緊急安静搬送の対象となる。

表 I-3 ハイリスク症候

発症様式，症候の特徴，随伴する症候のうちいずれか一つを認めた場合，ハイリスク症候と判断する

主な症候	ハイリスク症候			推定される緊急性の高い疾患・病態	Hurry but Gently の対象
	発症様式	症候の特徴	随伴する症候		
痙攣		5分以上持続		痙攣重積状態	
頭痛	突然	最悪，激しい	嘔吐	くも膜下出血	○（再破裂）
めまい・ふらつき	突然	初めて	頭痛，嘔吐，不整脈，失神	脳幹・小脳出血，アダムス・ストークス	
しびれ・麻痺		片側性，急性発症	意識障害，頭痛，言語障害	脳梗塞，脳出血，くも膜下出血	
呼吸困難			会話・臥床困難，末梢冷感・湿潤，顔色不良	心不全，喘息重積発作	
			発声困難，嗄声，嚥下困難	急性喉頭蓋炎，固形異物誤飲	
動悸	突然		不整脈，めまい・ふらつき	心室頻拍	○（心室細動）
胸痛	突然	激しい，発症20分以上	末梢冷感・湿潤，顔色不良	急性冠症候群	
背部痛	突然	激しい，移動する	末梢冷感・湿潤，顔色不良，しびれ・麻痺	急性大動脈解離	○（再破裂）
腰痛	突然	激しい，移動する	末梢冷感・湿潤，顔色不良，しびれ・麻痺	腹部大動脈瘤破裂，大動脈解離	○（再破裂）
低体温		高度	意識障害	重症偶発性低体温症	○（心室細動）
高体温		高度	意識障害，脈が微弱	重症熱中症	
固形異物誤飲			咳き込む，息が吸えない，狭窄音	気道閉塞	
悪心・嘔吐			脱水症状	感染性腸炎，腸閉塞，脳卒中	
腹痛			吐血・下血，腹膜刺激徴候	消化管出血	
喀血・吐血		大量，吹き込む	末梢冷感・湿潤，顔色不良	消化管出血，気道出血	
下痢		大量，頻回	末梢冷感・湿潤，顔色不良	循環血液量減少性ショック	
下血・不正性器出血		大量	末梢冷感・湿潤，顔色不良	出血性ショック	

1) 緊急度判定プロトコルとは

　総務省消防庁は，年々増加する救急需要に対応するため，2005年に「救急需要対策に関する検討会」を設置し，「緊急度判定体系」の検討を始めた。検討会は，カナダの緊急度判定基準である「The Canadian Prehospital Acuity Scale（CPAS）」や救急振興財団の「救急搬送における重症度・緊急度判断基準」を基に，「平成25年度 緊急度判定体系に関する検討会」によって「緊急度判定プロトコル Ver. 1」（2014年3月）が公開され，現在の Ver. 3（2020年8月）に至っている。これは4種類の緊急度判定プロトコル「救急受診ガイド（家庭自己判断）」「電話相談」「119番通報」「救急現場」からなっており，それぞれ成人用と小児用がある。緊急度判定プロトコルの目的は，①住民が自らのまたは他者の緊急性を感じる事態に遭遇した際，その緊急度を判定し，その後に取るべき対応を判断しやすくすること，②医療従事者による救急電話相談の際，傷病の緊急度およびその結果に基づいて提供する情報を標準化すること，③指令業務において，傷病者の緊急度を判定し，その緊急度に応じて対応する必要があることから，指令員の緊急度判定に関する知識および技術を標準化すること，④救急現場において，さまざまな病態を有する傷病者の緊急性を的確に判断し，適切な搬送先選定・搬送方法につなげていくことにある。

　傷病者の緊急度は，「緊急（赤）」「準緊急（黄）」「低緊急（緑）」「非緊急（白）」の4段階に設定されている。緊急度判定プロトコルにおける緊急度に関する定義と種類を表 I -4に示す。PEMEC アルゴリズム（p.14，図II-1参照）における Step 1（状況評価）の「119番通報における緊急度」，Step 3（情報収集およびバイタルサインの測定）の「バイタルサインにおける緊急度」，Step 5（全身観察／重点観察）の「症候における緊急度」は，緊急度判定プロトコルの「119番通報」および「救急現場」に準拠して作成されている。

2) 緊急度判定プロトコルの精度

　救急現場では時間や情報が制限されているため，救急現場で判定された緊急度と，医療機関で検査や医師の診察を基に判断された緊急度とは必ずしも一致しない。

　一例として，2つの地域における緊急度判定プロトコル「救急現場」による現場緊急度と，医療機関における初診時医師による緊急度の比較を表 I -5に示す。青色はオーバートリアージ，オレンジ色はアンダートリアージである。表 I -5a では，初診時医師により緊急度が「赤」と判断された191名のうち，78.5%（150名）は救急現場でも「赤」と判定されている（赤の感度）。また，救急現場で「赤」と判定された401名のうち，実際に初診時医師により「赤」と判断された割合（陽性的中率）

表 I -4　緊急度判定プロトコルにおける緊急度の定義と種類

緊急度	定義	サブカテゴリー (119番通報)	サブカテゴリー (救急現場)
緊急 (赤)	すでに生理学的に生命危機に瀕している病態　増悪傾向あるいは急変する可能性のある病態	【R1】心肺蘇生の必要性が強く疑われる病態	【赤1】きわめて緊急性が高い病態であるため, 緊急に搬送する必要がある病態
		【R2】高度な医学的判断・処置の必要性が高く, その開始までの時間に急を要する病態	【赤2】緊急性が高い病態であるため, 緊急に搬送する必要がある病態
		【R3】高度な医学的判断・処置の必要性は R2 より低いが, 迅速な到着と搬送が必要な病態	
準緊急 (黄)	時間経過が生命予後・機能予後に影響を及ぼす病態	【Y1】医学的判断の必要性は高いが, R2・R3 ほどの迅速性は必要ない病態	赤ほど緊急性は高くないが, 医療機関への早期受診が必要な病態
		【Y2】医学的判断の必要性は高いが, R1・Y1 ほど高くはなく, 医療機関への受診が必要な病態	
低緊急 (緑)	上記には該当しないが, 受診が必要な病態	【G】赤, 黄には該当しないが, 診察が必要な病態	
非緊急 (白)	上記には該当せず, 医療を必要としない状態		

〔総務省消防庁：救急現場の緊急度判定の導入及び運用手引書. 2020, p.1. より引用・改変〕

は 37.4%（150 名）となっている。表 I -5b でも, 初診時医師により緊急度が「赤」と判断された 192 名のうち, 72.4%（139 名）は救急現場でも「赤」と判定されている（赤の感度）。また, 救急現場で「赤」と判定された 459 名のうち, 初診時医師により「赤」と判断された割合（陽性的中率）は 30.3%（139 名）となっている。

　このように, 救急現場での判定にはオーバートリアージやアンダートリアージが多く含まれるため,「赤」の判定感度を維持したままで,「赤」と判定されるオーバートリアージを減らす工夫が必要である。

3）緊急度判定プロトコルと救急救命処置

　緊急度判定は緊急度を判定するためのアルゴリズムであるが, 救急現場で行うべき処置は傷病者の症候に応じてそれぞれ判断する必要がある。とくに初期評価で「赤」と判定された傷病者は, すでに生命の危機に瀕しており, 積極的な治療, また

表 I-5　2 つの地域における救急現場の緊急度と初診時医師による緊急度の比較

地域a	初診時医師が判断した緊急度							
救急現場で判定した緊急度	緊急		準緊急		低緊急	非緊急	計	
赤1	150	98	251	72	44	10	401	224
赤2		52		63	49	13		177
黄	41	31		69	68	9		177
緑		3		27	25	4		59
白		7		17	25	6		55
計		191		248	211	42		692

地域b	初診時医師が判断した緊急度							
救急現場で判定した緊急度	緊急		準緊急		低緊急	非緊急	計	
赤1	139	95	320	64	42	2	459	203
赤2		44		143	59	10		256
黄	53	40		264	242	27		573
緑		9		104	221	49		383
白		4		40	64	11		119
計		192		615	628	99		1534

〔総務省消防庁：令和元年度救急業務のあり方に関する検討会報告書．2020, p.114. より引用・改変〕

は迅速な治療が必要な状態にある。救急隊は傷病者を緊急に搬送しなければならない。この際，直ちに車内収容して医療機関への搬送を開始するのか，それとも救急現場において特定行為を含む救急処置を行うかは，地域の基準やプロトコルと救急救命士の包括的・総合的な判断に委ねられる。

4）緊急度判定プロトコルにおける PEMEC

　PEMEC の「119 番通報における緊急度」「バイタルサインにおける緊急度」「症候における緊急度」は緊急度判定体系に準拠しているが，PEMEC アルゴリズムでは緊急度を判定する過程においてそれぞれ必要となる指示，あるいは救急救命処置の範囲を示している点に特徴がある。また，ショックの判断や輸液プロトコルの適応など，傷病者の症候および緊急度を包括的に評価してようやく判断できる病態や救急救命処置もある。そのため，PEMEC では Step ごとの観察と評価を一連の過程としてまとめるとともに，包括的な判断を行う重要性を強調している。PEMEC とは，傷病者の緊急度だけでなく，必要となる救急救命処置の範囲も明らかにすることによって，疾病傷病者のプレホスピタルケアを標準化する試みである。

PEMEC アルゴリズム

病院前救護活動では，傷病者の主訴や身体所見を含む症候を迅速かつ系統的に評価し，病歴聴取などの情報収集も参考にしたうえで緊急度を判定する。その後，必要な処置を行い，適切な医療機関を選定して迅速な搬送を行う。しかし，傷病者の病態は明確でわかりやすい場合もあれば，複雑でわかりにくいこともある。とくに高齢者では，訴えや症状が不明確であり，判断の決め手に欠けることがある。また，同じ疾患であっても，傷病者によって症状が異なることも多い。

PEMEC アルゴリズム（図II-1）は，上記のような傷病者の多様な病態を迅速に判断して，効果的な救急処置を行うための標準アルゴリズムである。各 Step は，わかりやすく明確な目的でまとめられているが，迅速で適切な救護活動を行うためには，Step ごとに病態を判断するために必要な情報を収集し，得た情報を正しく理解する必要がある。そのためには，解剖・生理などの基本的知識はもちろん，身体所見に関する病態生理を含む医学的知識・技能に加えて，病歴や症状，主訴の詳細を得るための医療コミュニケーションの技法や，現場の状況から手がかりや危険を察知するなどの幅広い能力が必要となる。PEMEC が明確な指針となるかどうかは，これを実践する救助者の知識と技能にかかっている。

PEMEC アルゴリズムにおける Step の意味

PEMEC における各 Step は，傷病者を包括的に評価するために必要な行為を示しているが，傷病者の緊急度や救急処置の優先度は症候によって異なるため，Step を中断・省略して搬送を開始すべき状況や，他の標準的な病院前救護を適用すべき状況もある。例えば，Step 2（初期評価）において内因性ロード＆ゴーの適応と判断した場合は，必要な救急処置を行い，原則として Step 2 以降のアルゴリズムをいったん中断・省略して医療機関への搬送を開始する。しかし，このような場合であっても，時間が許すかぎり Step 3 の情報収集およびバイタルサインの測定を行って傷病者の病態理解を深め，Step 4 において包括的な判断を行う努力を継続すべきである。とくに疾病（内因性疾患）を疑う傷病者では，現病歴や既往歴などの情報収集が傷病者の緊急度を判断するために重要となる場合が多い。すなわち，PEMEC における Step 1〜4 は，その途中で内因性ロード＆ゴーや他の標準的な病院前救護の適用はあるものの，傷病者の病態および緊急度を包括的に判断するために必要な一連の過程である。

また，疾病を疑う傷病者と接触して初期評価（Step 2）を行う間に，傷病者や関係者から現病歴や既往歴などの情報収集（Step 3）を始めるなど，現場活動におけ

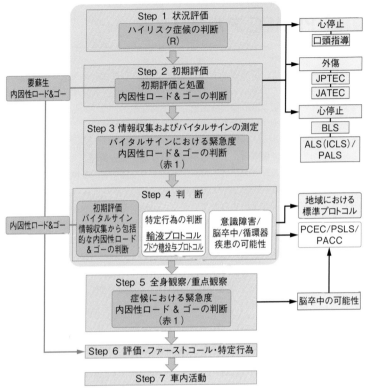

図Ⅱ-1　**PEMEC アルゴリズム**

る時間短縮のための工夫は積極的に行うべきである。

　Step 5〜7 では病態や症候，緊急度によって具体的な活動内容が異なる。Step 4（判断）において具体的な病態が想定できる場合は，Step 5 で病態に基づく重点観察を行う。具体的な病態が想定できない場合や，想定している病態に伴うはずの身体所見，症候を認めない場合，傷病者の意識障害が強い場合は全身観察を行う。すでに独自の搬送基準が運用されている地域では，運用している基準に PEMEC アルゴリズムを適用するなど，Step 5〜7 を柔軟に活用してよい。

Step 1：状況評価

　まず，救急要請を受信する通信指令員から得られる情報を活用して状況評価を行う。通信指令員は傷病者および通報者の状況に関する情報収集を行うとともに，可能な場合はハイリスク症候（p.9，表I-3参照）が疑われる通報内容（症候）と状況を現場へ出動する救急隊へ伝える。119番通報における緊急度（p.19，図III-1参照）は状況評価の参考になる。119番通報における緊急度判定によって，出動中の救急隊員は，現場到着までに現場活動の具体的な戦略を立てることができる。通信指令員は，傷病者が心停止の場合，口頭指示による心肺蘇生指導または気道異物除去指導を適用する。外傷の場合は外傷病院前救護（JPTEC）を適用する。

　出動中の救急隊員は，通報から傷病者へ接触するまでに，情報確認，感染防御，携行資器材の確認，現場確認，安全確認，傷病者数の確認を行い，応援要請の要否を判断する。

Step 2：初期評価

　現場に到着した救助者は，傷病者の主要な症候を見極めるとともに，初期評価における生理学的異常の有無を判断する。初期評価で内因性ロード＆ゴー（p.7，表I-1参照）と判断した場合は，それ以降のアルゴリズムを中断・省略して「内因性ロード＆ゴー」を宣言する。医療機関にファーストコールを行い，受け入れを要請するとともに，緊急で介入してもらいたい内容を報告し，迅速に搬送の準備を開始する（Step 6）。搬送準備と並行して，時間が許すかぎり Step 3 の情報収集およびバイタルサインの測定を行って傷病者の病態理解を深め，Step 4 において包括的な判断を行う努力を継続する。ファーストコールで伝えきれなかった情報はセカンドコールとして伝える。輸液プロトコルやブドウ糖投与プロトコル（p.37，図VI-1・2参照）を適応する場合は併せて指示要請を行う。Step 5 の全身観察／重点観察は車内で行う。

　ただし，例外的に Step 1 の通報段階または現場到着時に，脳卒中や急性冠症候群が強く疑われるときには，Step 2 で A・B・C が安定していた際に CPSS などの中枢神経系に特化した項目を評価したり，病歴や通常のバイタルサインに先行して 12 誘導心電図を評価したりすることが許容される。

　外因性か内因性か，心停止か非心停止かは，Step 1（状況評価）の段階ですでに明らかとなっている場合が多いが，初期評価において傷病者が心停止の場合は心停止病院前救護を適用する。外傷の場合は JPTEC を適用する。

Step 3：情報収集およびバイタルサインの測定

　Step 2（初期評価）で内因性ロード＆ゴーの適応と判断されなかった場合，もしくは内因性ロード＆ゴーを宣言し Step 6 へ移行するとしても，時間の許すかぎり，Step 3 で情報収集およびバイタルサインの測定を行って傷病者の病態を判断する^註。バイタルサインにおける緊急度が「赤1」（p.8, 表Ⅰ-2参照）の場合は，内因性ロード＆ゴーの適応と判断する。情報収集とバイタルサインの測定に基づいて傷病者の病態理解を深め，Step 4 において包括的な判断を行う。

Step 4：判　断

　Step 1～3 までの結果を包括的に考慮したうえで，具体的な病態を想定し，緊急度および内因性ロード＆ゴーの適応を判断する。内因性ロード＆ゴーと判断した場合は，「内因性ロード＆ゴー」を宣言する。必要な救急処置を行ったうえで Step 6 へ移行してファーストコールを行い，可能なかぎり迅速に搬送を開始する。ショックや意識障害と判断され，輸液プロトコルやブドウ糖投与プロトコルの適応がある場合は併せて指示要請を行う。Step 5 の全身観察／重点観察は救急車内で行う。傷病者に意識障害を認める場合は意識障害病院前救護（PCEC），脳卒中を疑う場合は脳卒中病院前救護（PSLS），循環器系の疾患を疑う場合は循環器疾患病院前救護（PACC）に移行する。このような PEMEC 以外の病院前救護が適用となる場合であっても，傷病者に胸痛・腹痛などの明確な主訴や症候を認める場合は，Step 5（全身観察／重点観察）に移行して，「緊急度判定プロトコル Ver.3」における非生理学的な指標（1次補足因子の第2段階）や症候に特異的な指標（2次補足因子）による傷病者の観察を適応してよい。

Step 5：全身観察／重点観察

　Step 4（判断）において具体的な病態が想定できる場合は，病態生理に基づく重点観察を行う。症候における緊急度において「赤1」と判断した場合は，内因性ロー

註：Step 3 における内因性ロード＆ゴーの判断
　　バイタルサインにおける緊急度が「赤1」と判断されても，その原因はさまざまである。例えば，過換気症候群では「赤1」に当てはまるとしても，真に内因性ロード＆ゴーかどうかは状況評価（Step 1）や情報収集を加味して判断しなければわからない。また，各プロトコルの指示要請を行うかどうかも，バイタルサインにおける緊急度からだけでは判断できない。そのため，Step 3 でバイタルサインから内因性ロード＆ゴーと判断するという認識をもちつつ，情報収集を行い，Step 4 で包括的な判断を行う。

ド&ゴーを宣言する。必要な救急処置を行ったうえでStep 6のファーストコールを行い，可能なかぎり迅速に搬送を開始する。具体的な病態が想定できない場合や，想定している病態に伴うはずの身体所見，症候を認めない場合，傷病者の意識障害が強い場合は，全身観察を行う。傷病者の主要な症候が意識障害の場合は，PCECを適用する。また，脳卒中や心疾患，急性腹症などを強く疑うエピソード，病歴やバイタルサインの情報があれば，それぞれの病態に特異的な身体観察に進み，PSLS，PACCなどのアルゴリズムに則って行う。例えば，脳卒中を疑う状況であればCPSSやELVOスクリーン（p.47参照）などをまず行い，脳卒中の疑いを強めて，必要に応じてより詳細な観察に進む。

　PSLSなどPEMEC以外の病院前救護に移行する場合であっても，傷病者に明確な症候を認める場合は，症候における緊急度（p.56，図Ⅷ-2参照）を適応する。

▌ Step 6：評価・ファーストコール・特定行為

　Step 6では，これまでのStepに基づいた評価，必要な救急救命処置，および医療機関選定とファーストコールを行う。輸液プロトコルやブドウ糖投与プロトコルの適応がある場合はファーストコールと指示要請を行う。ファーストコールや指示要請は現場で行うことも，救急車内で行うこともあり，状況によって異なる。

▌ Step 7：車内活動

　救急車内では症候に基づいた継続観察を行いながら適切な医療機関に搬送する。傷病者の状態や病態が変化した場合は，必要に応じて生理学的評価（Step 2），バイタルサインの測定（Step 3），または症候別の評価（Step 5）を繰り返し行う。

　現場到着後すぐの初期評価において内因性ロード＆ゴーを宣言し，それ以降のStepを中断・省略した場合は，必要な情報収集とバイタルサインの測定（Step 3）を車内で行って傷病者の病態理解を深め，包括的な判断を行う努力を継続する（Step 4）。必要な場合は車内において全身観察／重点観察を行う（Step 5）。

Ⅲ 状況評価

　状況評価とは，救急覚知の時点から傷病者に接するまでに行う活動である。その目的は，適切な現場活動を行うための態勢をつくることであり，119番通報でハイリスク症候にかかわる情報を聞き逃さず，感染防御や携行資器材，外傷の除外などの項目（活動）を確認することが重要である。

1 119番通報

　救急要請（119番通報）を受信する通信指令員は，通報者情報から，傷病者の状況（外因性か，内因性か，心停止かどうか）を確認し，出動する救急隊にその情報を提供することが望ましい。可能な場合は，通信指令員はハイリスク症候が疑われる具体的な通報内容（p.9，表1-3参照）を伝達する。119番通報における緊急度（図Ⅲ-1）は，傷病者の緊急度を判定するための参考になる。傷病者が心停止の場合は，口頭指示による心肺蘇生指導または気道異物除去指導を実施する。

119番通報における緊急度

　救急要請を受信する通信指令員は，すべての救急要請に対して通報内容に基づく緊急度判定を行う。緊急度とその定義を表Ⅲ-1に示す。緊急度は赤，黄，緑，白の4段階で設定され，さらに6段階のサブカテゴリに分類されている。このうち赤は，傷病者が生理学的異常によって生命の危機に瀕している病態や，増悪傾向あるいは急変する可能性のある病態であることを示す。そのなかで，「R1」は心肺蘇生の必要性が強く疑われる病態で，「R2」は高度な医学的判断・処置の必要性が高く，その開始までの時間に急を要する病態である。この「R2」がPEMECにおけるハイリスク症候に該当する。ハイリスク症候と判断した場合は，通信指令員は出動する救急隊員および救急救命士にその情報を伝達する。

　「呼吸なし」「脈なし」「水没」「冷たくなっている」「首をつった」「首を絞めた」「喉が詰まった」などは心停止を示唆する重要なキーワードであり，緊急度は「R1」に分類される。通信指令員は口頭指示による心肺蘇生指導または気道異物除去指導を適用する。

　傷病者の呼吸状態，循環状態（ショック徴候），意識状態（会話）は以下の質問で評価する。1つでも異常を認める場合は，緊急度は「R2」と判定する。
　①呼吸の確認：「呼吸は楽にしていますか？」「いつもどおりの呼吸ですか？」
　②循環の確認：「冷や汗をかいていますか？」「顔色は悪いですか？」

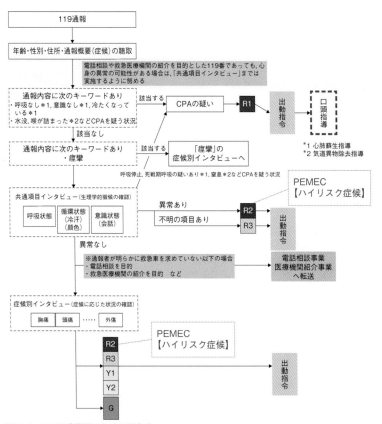

図Ⅲ-1　119番通報における緊急度
・図中の「R1」～「G」の詳細は表Ⅲ-1を参照
・「R2」は，急変して重篤な状態となる可能性がある症候をいう（例：「冷や汗や顔色不良を伴う」「突然の」「激しい」背部痛，「強い頭痛」と「悪心」を伴う麻痺）
〔総務省消防庁：緊急度判定プロトコル Ver.3（119番通報）．2020, p.75. より引用・改変〕

　③意識の確認；「普通に話ができますか？」

　このほか，呼吸困難や意識障害，痙攣，胸痛，腹痛などの症候別インタビューにおいて「R2」に該当しなくても，特徴的症候によってハイリスク症候と判断したほうがよい状況もあるが，この場合は救急現場における情報収集やバイタルサインの測定，または全身観察／重点観察が優先される。

　通報の段階で，119番通報における緊急度が赤以外（黄，緑，白）の場合，また

表Ⅲ-1　119番通報における緊急度とその定義

緊急度（定義）	サブカテゴリ定義	部隊運用の例
赤 （緊急）	・すでに生理学的に生命危機に瀕している病態 ・増悪傾向あるいは急変する可能性のある病態	
	【R1】心肺蘇生の必要性が強く疑われる病態	救急車＋消防車（＋ドクターカー）
	【R2】高度な医学的判断・処置の必要性が高く，その開始までの時間に急を要する病態	救急車（＋ドクターカー）
	【R3】高度な医学的判断・処置の必要性はR2より低いが，迅速な到着と搬送が必要な病態	救急車（＋消防車）
黄 （準緊急）	時間経過が生命予後・機能予後に影響を及ぼす病態	
	【Y1】医学的判断の必要性は高いが，R2・3ほどの迅速性は必要ない病態	救急車
	【Y2】医学的判断の必要性はR1～Y1ほど高くないが，医療機関への受診が必要な病態	救急車
緑 （低緊急）	上記には該当しないが，診察が必要な病態	
	【G】赤，黄には該当しないが，診察が必要な病態	救急車
白 （非緊急）	上記に該当せず，医療を必要としない状態	

独自の基準によりPA連携やドクターカー出動基準を設け，運用している自治体もある
〔総務省消防庁：緊急度判定プロトコル Ver. 3（119番通報）. 2020, p.3. より引用・改変〕

はハイリスク症候に該当しない場合は，状況評価において傷病者は生理学的に安定した状態にあると判定される。

2　感染防御

　すべての傷病者の血液，体液（汗は除く）および排泄物には感染性があると考えて対処する。手袋，ゴーグルまたはフェイスシールド，マスク，感染防止衣（上下），アームカバー，シューズカバーなどの個人防護具を着用し，感染を防止する。リスクを見極めてどのような個人防護具を使用するか判断し，適切な資器材を選択する。誤った取り扱いは，期待される効果が十分に得られないだけでなく，汚染を拡大する可能性がある。

新型コロナウイルス感染症（COVID-19）の主要な感染経路は，飛沫感染，接触感染およびエアロゾルによる感染とされている。他の感染症も含めて，標準予防策および感染経路別予防策などによる適切な感染防止対策の徹底が必要である[1]。

3 | 携行資器材の確認

1）内因性

- 呼吸管理セット（バッグ・バルブ・マスク，各種酸素マスク，酸素ボンベ，各種エアウエイ，吸引器，喉頭鏡，マギール鉗子など）
- 除細動器
- 観察用資器材（血圧計，聴診器，検眼ライト，心電図モニター，パルスオキシメータ，体温計など）
- 輸液セット
- 血糖値測定セット
- 搬送用資器材，保温用毛布

2）外因性

- 上記資器材のほかに外傷セット（止血），脊椎固定具（バックボード一式，頸椎カラーなど）

4 | 現場確認，安全確認

- 救急車の停車場所を決定する（現場に近く安全な場所）
- 傷病者接触前に情報収集を行う（関係者や通報者から聴取）
- 安全を確認する（自身と隊員の安全を確保）
- 傷病者周囲の状況を確認する〔現場状況の観察，薬物，薬包（PTP と呼ばれるアルミニウム含有薬包など），毒物の有無等の確認など〕

5 | 傷病者数の確認，応援要請の要否

- 現場到着時から現場の全貌を見渡し，傷病者の総数を確認する。
- 現場出発に際して，再度見逃しはないかを確認する。
- 夜間，悪天候時，車両の陰や死角など視界不良時は，とくに傷病者の見逃しに注意する。

6 外傷の除外（ルールアウト）

　外傷の場合は，外傷病院前救護（JPTEC）を適用する。

文　献

1) 総務省消防庁：救急隊の感染防止対策マニュアル（Ver. 2.1）．2020.
   https://www.fdma.go.jp/mission/enrichment/prevention/items/counterplan021_kansen
   boushi_01.pdf

Ⅳ 初期評価

　初期評価の目的は，蘇生処置の必要性と内因性ロード＆ゴーの適応（p.7，表Ⅰ-1参照）を生理学的所見から迅速に判断することにある。傷病者に接触して初期評価を開始する前（傷病者を視認してから接触するまでの数秒間の間）に，開眼の有無，発語の有無，異常な呼吸音，合目的な動き，皮膚色や外出血などを確認し，傷病者の大まかな状態を評価する。傷病者に接触後，後述する気道（A），呼吸（B），循環（C），中枢神経系（D）についての初期評価を行い，内因性ロード＆ゴーの適応と判断した場合は，必要な救急処置を行うとともに内因性ロード＆ゴーを宣言して搬送を開始する（図Ⅳ-1）。

1 気道・呼吸の評価と処置

1）評　価

- 傷病者接触後，大まかな意識レベルの評価と気道開通の評価を行う。この際，事前の状況評価などから外傷による頸椎損傷の可能性がある場合には，用手的頸椎保護を行う。

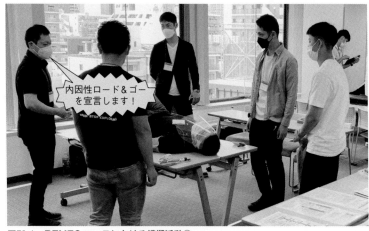

図Ⅳ-1　PEMEC コースにおける模擬活動①
初期評価において内因性ロード＆ゴーを宣言

- 呼びかけ，圧迫（痛み）刺激に対する反応から，意識状態を大まかに把握する。この時点では JCS の桁数の把握のみでよい。
- 発声があれば気道は開通し，応答が適切であれば意識レベルも JCS Ⅰ桁と判断する。
- 異常な呼吸音が聴取される場合には，気道異物の有無を確認するとともに，気道確保と酸素投与，補助換気を迅速に開始する。
- 意識状態が悪い傷病者から異常な呼吸音が聴取される場合には，異物や舌根沈下による気道狭窄をきたしている可能性があり，速やかに気道確保を行う。
- 重症であるほど，呼吸状態が特異で不安定な場合が多い。傷病者の胸部挙上を確認して，有効な呼吸であるかを観察する。その際，呼吸数や呼吸リズム，呼吸様式や口唇等のチアノーゼの観察なども併せて行う。

2) 処 置

(1) 気道確保

- 上気道閉塞の場合，傷病者が楽になる姿勢を保つことも意識する。また小児の場合，啼泣により症状が増悪することもあり注意を要する。2 歳未満の小児では，後頭部が大きく仰臥位では前屈位となり気道閉塞をきたしやすいため，タオルなどを肩から後頸部や背部に挿入することを考慮する。
- 気道確保には，異物除去，吸引，下顎挙上などがあり，傷病者の状態に応じてどの方法を用いるか判断する。
- 気道異物除去
  意識がある場合は，背部叩打法，腹部突き上げ法，胸部突き上げ法を行う。意識がない場合で，口腔内に異物が確認できる場合は指拭法による異物除去を行う。心停止の場合は CPR を行いながら，マギール鉗子などの器具による異物除去を行う。
- 吸引・口腔内の清拭
  吸引器を現場へ持参し，出血，嘔吐，喀血，分泌物などにより気道の開通が脅かされている場合は吸引を実施する。持続する出血，嘔吐などにより吸引での気道確保が困難と判断された場合は，側臥位への体位変換を考慮する。
- 用手的気道確保
  用手的気道確保として，下顎挙上法を行う。口腔内に異物などがある場合は吸引を併用する。これらの方法を用いても気道の開通が不十分な場合は，傷病者の頭側から両手で下顎挙上と開口を行い，頭部後屈を併用するトリプルエアウエイマニューバを行う。
- エアウエイ
  鼻，口から器具を挿入し気道を確保する。舌根沈下による気道障害に効果があ

表IV-1　経口エアウエイと経鼻エアウエイの適応

経口エアウエイ	意識障害のため舌根沈下をきたしている患者に適応があるが，咽頭反射を認める傷病者には使用しない
経鼻エアウエイ	意識障害による舌根沈下などで気道が狭窄または閉塞した傷病者に用いる。頭蓋底骨折が疑われる傷病者には使用しない

る。経口エアウエイと経鼻エアウエイの適応を表IV-1に示す。

（2）酸素投与と換気

- 疾病傷病者の多くは健常な人に比べて酸素の必要性が高い。酸素の投与方法には，経鼻カニューレ，フェイスマスク，リザーバ付きフェイスマスク，バッグ・バルブ・マスクなどに代表される酸素吸入器がある。傷病者の状態に合わせて，適切な方法を選択する。小児では眼球圧迫を避けるため，マスクのサイズ選択に注意を要する。

- 内因性ロード＆ゴーを適応した場合には，高濃度酸素投与を積極的に考慮する。

- 慢性閉塞性肺疾患（chronic obstructive pulmonary disease；COPD）の傷病者に対する酸素投与は，CO_2ナルコーシスによる呼吸抑制をきたすことがあるため慎重に行う。しかし，高度の低酸素状態が続くことは回避する必要があり，チアノーゼ，意識障害などを認める傷病者に対しては酸素投与を躊躇してはならない。呼吸抑制が生じた場合は適宜，補助換気を実施する。

2 循環の評価と処置

- 身体所見からおおよその血圧，脈拍数とリズムを評価する。

- 原則として橈骨動脈や頸動脈で脈拍を調べ，循環状態を推測する。

- 傷病者の皮膚状態（色，湿り気，乾燥，温度），末梢循環の状態を注意して観察する。

- 皮膚所見
  視診での蒼白，触診での末梢冷感・湿潤の有無，毛細血管再充満時間（capillary refilling time；CRT）を評価する。CRTで2秒を超える場合は末梢循環不全と判断する。ただし，高齢者や寒冷地などの環境因子によって遅延することがあり，信頼度は高くない。

- 脈拍と血圧
  脈拍の触知の可否を確認する。触知できる場合は，拍動の大きさや緊張度，速さ，リズムを評価する。触知する動脈として橈骨動脈を最初に確認し，拍動を触知できなければ，大腿動脈，総頸動脈の順に確認する。成人での触知可能な動脈と収縮期血圧を表IV-2に示す。

- 脈拍については100回／分以上であれば頻脈，60回／分未満であれば徐脈と考

表IV-2　成人での触知可能な動脈と収縮期血圧

触知可能な動脈	収縮期血圧
橈骨動脈	80 mmHg 以上
大腿動脈	70 mmHg 以上
総頸動脈	60 mmHg 以上

える。ただし，徐脈であっても症状を伴わない場合も多く，直ちに治療が必要となるとは限らない。
- 小児における脈拍については，年齢による目安を参考にする（p.34，表V-7参照）。
- ショックの徴候（末梢で脈拍触知不能，末梢冷感・湿潤など）を認めた場合には，高濃度酸素を投与する。
- 小児では脈拍 60 回／分未満，かつ循環不全を認める場合，まず気道確保と高濃度酸素投与下に補助換気を行う。適切な酸素化と換気にもかかわらず，依然として脈拍 60 回／分未満の場合は，直ちに胸骨圧迫を開始する（なお，循環不全を伴う急激な心拍数の低下の際も，適切な酸素化と換気にもかかわらず依然として心拍数が低下する場合は，胸骨圧迫を開始する）。
- 例外的に Step 1 の通報段階または現場到着時に，急性冠症候群が強く疑われるときには，病歴や通常のバイタルサインに先行して 12 誘導心電図を評価することが許容される。

3 ｜ 中枢神経系の評価と処置

　観察の結果，重篤な意識障害（意識レベル JCS III 桁あるいは GCS 8 点以下）を認める場合，進行する意識障害（GCS 2 点以上低下する，あるいは JCS 30 で 1 段階以上悪化する）を認める場合，脳ヘルニア徴候（GCS 14 点以下＋瞳孔不同，片麻痺，Cushing 現象）を認める場合は，内因性ロード＆ゴーを宣言してファーストコールを行い，迅速に搬送を開始する。

　ただし，例外的に Step 1 の通報段階または現場到着時に，脳卒中が強く疑われるときには，Step 2 で A・B・C が安定していた際に CPSS などの中枢神経系に特化した項目を評価することが許容される。

4 ｜ 体温の評価と処置

　初期評価に体温評価の項目はないが，体温異常は呼吸・循環・意識に影響を与え，生命への危険や臓器障害を生じる可能性がある。初期評価において内因性ロード＆

低体温	・呼吸・循環の確認は30〜45秒かけて行う ・意識レベルの確認や搬送などでの過度な刺激で，致死性不整脈を生じる危険性がある ・衣服が濡れている場合は早期の脱衣，体表の清拭を考慮する
高体温	・重症熱中症では末梢冷感・湿潤，発汗を認めないことがある ・発熱時の悪寒・戦慄がてんかん発作による痙攣に類似していることがある

ゴーの判断に伴い，高度の体温異常を疑った場合は，車内収容および搬送先の医療機関選定と同時に保温または冷却を開始する。体温異常を疑う傷病者の初期評価では，低体温と高体温の場合に分けて，表IV-3の点に注意する。

　現場・車内での対応については，「第XI章　症候別各論」の体温異常の項目（p.146）を参照されたい。

　初期評価（Step 2）で異常を認めない場合や，救急処置によって生理学的異常が改善した場合は，情報収集およびバイタルサインの測定を行って傷病者の病態を判断する（Step 3，図V-1）。バイタルサインにおける緊急度が「赤1」（p.8，表I-2参照）の場合は，必要な救急処置を行い，内因性ロード＆ゴーの適応と判断し，Step 4において包括的な判断を行ったうえで，内因性ロード＆ゴーを宣言して搬送を開始する。

　初期評価で内因性ロード＆ゴーと判断した場合は，ファーストコールのうえで搬送を急ぐ（Step 6）が，時間の許すかぎり情報収集とバイタルサインの測定を行って（Step 3），傷病者の病態理解を深める努力を継続する（Step 4）。

1 情報収集

　現場の状況や傷病者の既往歴，通院歴は，病態を理解するうえで重要な情報となる。小児では体重によって薬の投与量が変わり，治療に直結する情報であるため聴

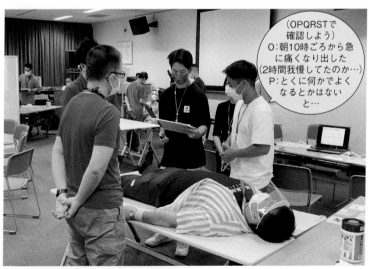

図V-1　PEMECコースにおける模擬活動②
Step 3 で傷病者とその家族から情報を収集

取するように努める。また，主訴や主要な症候の詳細を確認することで病態理解が深まる。ただし，現場活動の時間には限りがあるため，情報収集は要領よく迅速に行うことを心がける。意識障害などによって傷病者からの情報収集が困難な場合は，家族や関係者から情報収集を行う。この場合は傷病者のプライバシーにも配慮する。

　情報収集においては，傷病者に自由に答えさせる質問から開始し，その後，「はい」「いいえ」での回答を求める質問や，いくつかの選択肢から答えさせる質問で具体的にその内容を確認する。さらに，一定の内容に焦点を絞り，会話を促すような質問を心がけることで，より深く，広く情報を得るようにする。聴取する側の意図が伝わらず要領を得ない回答となる場合には，会話を中断し趣旨に沿った問いかけに修正する。質問に対する理解が得にくいときは，聴力障害，精神疾患，認知症，高次脳機能障害などの可能性を考慮する。また，脳卒中や急性意識障害の傷病者では発語が低下するので注意する。

　情報収集では，BAGMASK（表V-1）やSAMPLE（表V-2），OPQRST（表V-3）といった暗記法を用いて漏れなく必要な情報を確認するように心がける。BAG-MASKまたはSAMPLEから病歴などについての情報収集を開始し，OPQRSTで主要な症候，とくに疼痛についての詳細な情報収集を行う。

　脳卒中を疑う情報が得られた場合にはCPSS（p.49，図Ⅶ-4参照）やELVOスクリーン（p.47参照），ドロッピングテスト^註を行う。正確な発症時刻や抗凝固薬の有無についての情報も収集する。

1）BAGMASK・SAMPLEによる病歴聴取

　BAGMASKやSAMPLEは，傷病者の現病歴，既往歴，服薬状況などを漏れなく確認するのに役立つ。

　内服薬の把握には「お薬手帳」が有力な情報源である。また，小児では「母子健康手帳」も重要な情報源となるため，搬送の遅延にならないかぎり持参させる。

2）OPQRSTによる疼痛の聴取

　OPQRSTは傷病者の症候，とくに疼痛の詳細を把握するのに適している。激しい疼痛は緊急度が高く，また，痛みの部位や発症の型で原因となる疾患を絞りこむ情報となるため，OPQRSTを利用して情報を聴取する。

註：ドロップテストは，アームドロップテストまたはハンドドロップテストとも呼ばれ，臥位で手を顔の上に落として反応を見る，意識障害や痙攣が嘘か本当かを見極めるのに使用されるテストである。一方，ドロッピングテストは膝立てテストと同じカテゴリーで，意識障害がある場合に「落下する側を麻痺ありと判定する」スクリーニング法である。

表V-1 **BAGMASK**

B：病気・病歴
A：アレルギー
G：時間（発症時刻）
M：めし（最終食事摂取時刻）
A：ADL（日常生活動作）
S：主訴
K：薬（現在使用中の薬剤），お薬手帳

表V-2 **SAMPLE**

S （Symptom and Search）	症状と原因の検索
A （Allergy）	アレルギーの有無＋ADL（日常生活動作）
M （Medication）	薬物治療の有無，お薬手帳・（小児では）母子健康手帳の情報
P （Present illness, Past illness）	現病歴・既往歴の有無
L （Loss of consciousness／Last oral intake）	意識消失の有無／最終食事摂取時刻
E （Events preceding the incident）	発症時の出来事

表V-3 **OPQRST**

O （Onset）：発症様式
　いつ痛みが始まったか，あるいは調子が悪くなったか
P （Palliative／Provocative）：寛解因子／増悪因子
　痛みをよくしたり，悪くしたりする要因はあるか
Q （Quality）：性状
　どのような痛みか（激しい，鋭い，鈍い，うずく，刺すような）
R （Region／Radiation）：場所／放散
　痛みの部位は動いているか，限局しているか
S （related Symptoms／Severity）：随伴症状／重篤度
　疼痛スケールの0～10において，痛みや不快感の得点はいくつか
T （Time cource）：時間経過
　どの程度の期間，痛みや調子の悪さが続いているか

2 | バイタルサインの測定

　バイタルサインの測定には，呼吸数，脈拍数，血圧，体温，経皮的動脈血酸素飽和度（SpO₂），意識レベルが含まれる。傷病者の状態が直ちに生命を脅かすようなものでなくても，傷病者を車内収容などで移動させた後や，酸素投与や輸液などの処置を行った後は，傷病者の状態を繰り返し観察する。気にかかる所見に対しては，注意深く継続して観察することで，状態の悪化を早期に発見することができる。とくに，傷病者の状態が安定しない場合には，継続的なバイタルサインの測定が不可欠である。

バイタルサインにおける緊急度

　バイタルサインの異常に基づき，緊急度を，赤（赤1，赤2），黄，緑，白の5段階に設定する。バイタルサインにおける緊急度とその定義を表V-4に，その成人と小児における目安を表V-5〜9に示す。「赤1」は，内因性ロード＆ゴーに該当する。情報収集の内容も考慮したうえで，Step 4において緊急度および内因性ロード＆ゴーの適応を包括的に判断する。

表V-4　バイタルサインの緊急度とその定義

緊急度	定　義	サブカテゴリ
赤 （緊急）	◆すでに生理学的に生命危機に瀕している病態 ◆増悪傾向あるいは急変する可能性がある病態 ※気道・呼吸・循環・意識の異常，ひどい痛み，増悪傾向，急変の可能性から総合的に判定する	【赤1】きわめて緊急性が高い病態であるため，緊急に搬送する必要がある病態
		【赤2】緊急性が高い病態であるため，緊急に搬送する必要がある病態
黄 （準緊急）	◆時間経過が生命予後・機能予後に影響を及ぼす病態 ※痛みの程度，訴えや症状の強さについても考慮する	赤ほど緊急性は高くないが，医療機関への早期受診が必要な病態
緑 （低緊急）	◆上記には該当しないが，受診が必要な病態	
白 （非緊急）	◆上記に該当せず，医療を必要としない状態	

〔総務省消防庁：緊急度判定プロトコル Ver. 3（救急現場）．2020，p.2．より引用〕

表V-5　バイタルサインにおける緊急度の目安（成人）

呼　吸	
赤1	SpO$_2$ 90％未満 呼吸回数 10 回／分未満または 30 回／分以上
赤2	SpO$_2$ 90％以上 92％未満
黄	SpO$_2$ 92％以上 94％未満

循　環	
赤1	収縮期血圧 90 mmHg 以下または 200 mmHg 以上 心拍数 120 回／分以上または 50 回／分未満

意　識	
赤1	GCS 3〜8，JCS 100〜300
赤2	GCS 9〜13，JCS 2〜30
黄	新たに出現した軽度の意識障害（GCS 14・JCS 1）
緑	慢性的な軽度の意識障害（GCS 14・JCS 1）

発　熱
38.0℃以上を発熱とするが，随伴症状などにより緊急度に変動あり

バイタルサインは，緊急度判定にあたり，傷病者の身体観察所見の結果を補完する情報として取り扱う
〔総務省消防庁：緊急度判定プロトコル Ver. 3（救急現場）2020，p.31. より引用〕

表V-6　呼吸に関連した指標による緊急度の目安（小児）

（呼吸数：回／分）

	赤1 （未満）	赤2 （以上～未満）	黄 （以上～未満）	緑 （以上～以下）	黄 （より大きく～以下）	赤2 （より大きく～以下）	赤1 （より大きい）
0	<17	17~26	26~35	35~53	53~62	62~71	>71
3ヵ月	<16	16~25	25~33	33~51	51~60	60~68	>68
6ヵ月	<15	15~23	23~32	32~48	48~57	57~65	>65
9ヵ月	<14	14~22	22~30	30~46	46~54	54~62	>62
12ヵ月	<14	14~22	22~29	29~44	44~52	52~59	>59
15ヵ月	<14	14~21	21~28	28~42	42~49	49~56	>56
18ヵ月	<14	14~21	20~27	27~39	39~46	46~52	>52
21ヵ月	<14	14~20	20~26	26~37	37~43	43~49	>49
24ヵ月	<14	14~20	19~25	25~35	35~40	40~45	>45
3歳	<14	14~19	18~22	22~30	30~34	34~38	>38
4歳	<14	14~18	18~21	21~24	24~30	30~33	>33
5歳	<15	15~18	18~20	20~23	23~28	28~31	>31
6歳	<15	15~18	17~19	19~22	22~27	27~29	>29
7歳	<15	15~17	16~19	19~21	21~26	26~28	>28
8歳	<14	14~16	16~18	18~20	20~25	25~27	>27
9歳	<13	13~16	16~17	17~20	20~24	24~27	>27
10歳	<13	13~15	15~17	17~19	19~24	24~26	>26
11歳	<12	12~15	15~17	16~19	19~24	24~26	>26
12歳	<12	12~14	14~16	16~18	18~23	23~26	>26
13歳	<11	11~14	14~16	16~18	18~23	23~25	>25
14歳	<11	11~13	13~16	15~17	17~22	22~25	>25
15歳	<10	10~13	13~15	15~17	17~22	22~24	>24
16歳	<10	10~12	12~14	14~16	16~21	21~24	>24
17歳	<9	9~12	11~13	13~16	16~21	21~23	>23
18歳	<9	9~11	11~13	13~15	15~20	20~22	>22

〔総務省消防庁：緊急度判定プロトコル Ver.3（救急現場）2020, p.5. より引用〕

V　情報収集およびバイタルサインの測定

表 V-7 循環に関連した指標による緊急度の目安（小児）

（心拍数：回／分）

	赤1 （未満）	赤2 （以上～未満）	黄 （以上～未満）	緑 （以上～以下）	黄 （より大きく～以下）	赤2 （より大きく～以下）	赤1 （より大きい）
0	79<	79~95	95~111	111~143	143~159	159~175	>175
3カ月	95<	95~111	111~127	127~158	158~173	173~189	>189
6カ月	91<	91~106	106~121	121~152	152~167	167~183	>183
9カ月	86<	86~101	101~116	116~145	145~160	160~175	>175
12カ月	83<	83~97	97~111	111~140	140~155	155~169	>169
15カ月	79<	79~94	94~108	108~137	137~152	152~166	>166
18カ月	76<	76~90	90~105	105~134	134~148	148~163	>163
21カ月	73<	73~87	87~102	102~131	131~145	145~159	>159
24カ月	71<	71~85	85~99	99~128	128~142	142~156	>156
3歳	64<	64~78	78~92	92~120	120~135	135~149	>149
4歳	59<	59~73	73~88	88~116	116~130	130~144	>144
5歳	56<	56~70	70~84	84~112	112~126	126~140	>140
6歳	53<	53~67	67~81	81~109	109~123	123~136	>136
7歳	50<	50~64	64~78	78~105	105~119	119~133	>133
8歳	47<	47~61	61~75	75~102	102~116	116~129	>129
9歳	45<	45~59	59~72	72~99	99~113	113~126	>126
10歳	43<	43~57	57~70	70~97	97~110	110~124	>124
11歳	42<	42~55	55~68	68~95	95~108	108~122	>122
12歳	40<	40~53	53~67	67~93	93~106	106~120	>120
13歳	39<	39~52	52~65	65~92	92~105	105~118	>118
14歳	37<	37~51	51~64	64~90	90~103	103~116	>116
15歳	36<	36~49	49~62	62~89	89~102	102~115	>115
16歳	35<	35~48	48~61	61~87	87~100	100~113	>113
17歳	34<	34~47	47~60	60~86	86~99	99~112	>112
18歳	33<	33~45	45~58	58~85	85~97	97~110	>110

〔総務省消防庁：緊急度判定プロトコル Ver.3（救急現場）. 2020, p.6. より引用〕

表V-8　意識に関連した指標による緊急度の目安（小児）

赤1	GCS 3〜8，JCS 100〜300
赤2	GCS 9〜13，JCS 2〜30
黄	新たに出現した軽度の意識障害（GCS 14・JCS 1）
緑	慢性的な軽度の意識障害（GCS 14・JCS 1）

乳児・幼児〜学童における GCS は表Ⅶ-8（p.48）を参照
〔総務省消防庁：緊急度判定プロトコル Ver. 3（救急現場）．2020，p.5.より．引用・改変〕

表V-9　体温に関連した指標による緊急度の目安（小児）

	赤2	黄
4カ月未満	36.0℃未満 38.0℃以上	
4カ月以上	32.0℃未満	32.0℃以上 36.0℃以下

〔総務省消防庁：緊急度判定プロトコル Ver. 3（救急現場）．2020，p.6. より引用〕

　Step 1～3までの結果を包括的に考慮したうえで，具体的な病態を想定し，緊急度および内因性ロード＆ゴーの適応を判断する。ショックや意識障害と判断され，輸液プロトコルやブドウ糖投与プロトコルを適応する場合はファーストコールと指示要請を行う。傷病者に意識障害を認める場合は意識障害病院前救護（PCEC），脳卒中を疑う場合は脳卒中病院前救護（PSLS），循環器系の疾患を疑う場合は循環器疾患病院前救護（PACC）に移行する。このような PEMEC 以外の病院前救護が適用となる場合であっても，傷病者に腹痛や腰痛などの明確な症候を認める場合は，Step 5（全身観察／重点観察）に移行して，「緊急度判定プロトコル Ver. 3」における非生理学的な指標（1次補足因子の第2段階）や症候に特異的な指標（2次補足因子）による傷病者の観察を適応してよい。

　バイタルサインにおける緊急度で「赤1」以外と判断される場合であっても，疾患や病態によっては重症と判断するべき状況もある。アセトアミノフェン中毒は初期症状が軽いため，バイタルサインにおける緊急度では「赤1」以外と判断される場合が多いが，閾値（150 mg／kg）以上を内服している場合は数日後に重篤な肝機能障害を発症する。代謝産物が強い毒性を発揮する化学物質では，初期の中毒症状はないか，あっても軽症の場合が多い。このように，Step 4 では包括的な判断が必要となり，Step 6 の評価へとつながる。

1 PSLS／PCEC／PACC などへ移行する場合

　脳卒中や心疾患，急性腹症などを強く疑うエピソード，病歴やバイタルサインの情報があれば，PSLS，PACC などの手順に従い，それぞれの病態に特異的な身体観察に進む。例えば，脳卒中を疑う状況であれば CPSS や ELVO スクリーン（p.47 参照）などをまず行い，脳卒中の疑いを強めてより詳細な所見の観察に進む。ただし，例外的に Step 1 の通報段階または現場到着時に，脳卒中や急性冠症候群を強く疑うときには，Step 2 で A・B・C が安定していた際にまず CPSS やドロッピングテストといった定性的脳卒中評価を行ったり，病歴や通常のバイタルサインに先行して12誘導心電図を評価したりすることが許容される。

2 | 輸液プロトコル・ブドウ糖投与プロトコルの適応

輸液プロトコルの適応を図VI-1 に，ブドウ糖投与プロトコルの適応を図VI-2 に示す。これらのプロトコルの実施については，各地域のメディカルコントロール（MC）協議会が定めたプロトコルに従う。または，総務省消防庁，厚生労働省による標準プロトコル[1]などを参照されたい。

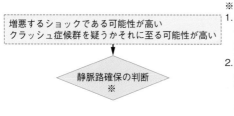

※
1. ショックの増悪因子としては，出血の持続，意識障害の進行，アナフィラキシー，熱中症等による脱水などがあげられる
2. 狭圧（重量物，器械，土砂などに身体が挟まれ圧迫されている状況）などによるクラッシュ症候群を疑うか，それに至る可能性の高い場合も処置の対象となる

図VI-1　輸液プロトコルの適応（15歳未満は適応外）

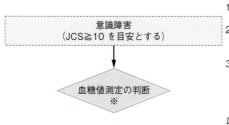

※次の1, 2をともに満たす傷病者，または3の場合
1. 意識障害（JCS≧10を目安とする）を認める
2. 血糖測定を行うことによって意識障害の鑑別や搬送先選定などに利益があると判断される
3. 上記1, 2による血糖の測定後に，医師により再測定を求められた傷病者

くも膜下出血が疑われる例などで，血糖測定のための皮膚の穿刺による圧迫刺激が傷病者にとって不適切と考えられる場合は対象から除外する

図VI-2　ブドウ糖投与プロトコルの適応（15歳未満は適応外）

文　献

1) 総務省消防庁，厚生労働省：救急救命士の心肺機能停止前の重度傷病者に対する静脈路確保及び輸液，血糖測定並びに低血糖発作症例へのブドウ糖溶液の投与の実施に係るメディカルコントロール体制の充実強化について（通知）．2014年1月31日．

Step 4（判断）において具体的に病態が想定できる場合には，それを想定した局所の重点観察を実施し，具体的な病態が想定できない場合や想定している病態に伴うはずの身体所見，症候を認めない場合，傷病者の意識障害が強い場合は全身観察を行う（図Ⅶ-1）。

1 身体観察の進め方

1）具体的病態が想定できる場合

例えば，腹膜炎を疑う場合は，腹部の板状硬や反跳痛，打診痛を含む腹部所見を観察する。腹腔内出血を疑う場合は，腹部膨隆や眼瞼結膜の貧血所見を確認する。気胸では患側の呼吸音が減弱する。重点観察においてこれらの所見を認める場合は，想定している病態がある程度正しいと判断できるため，適切な救急処置を行うための具体的な根拠を得ることができる。

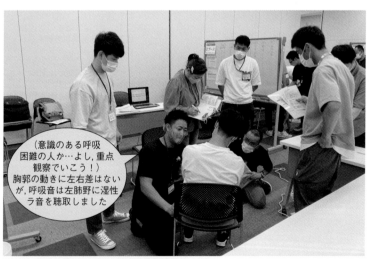

図Ⅶ-1 PEMEC コースにおける模擬活動③
Step 4 の身体観察で今後，内因性ロード＆ゴーとなり得る病態を検索

2) 具体的病態が想定できない場合

　全身観察の結果，例えば，数週間前の頭部打撲による慢性硬膜下血腫が意識障害の原因であると判断できたり，不穏がある認知症傷病者に，大腿骨頸部骨折を認めることがある。下腿に深部静脈血栓症による静脈炎を認める傷病者が強い呼吸困難を訴える場合は，肺血栓塞栓症を考慮する。症状を言葉で訴えることのできない乳幼児の場合，「何となく元気がない」という印象のなかに，重篤な疾患が隠れていることもある。

3) 他のアルゴリズムへの移行

　傷病者の主要な症候が意識障害の場合は PCEC を適用し，脳卒中を疑う場合には PSLS を適用する。輸液プロトコルやブドウ糖投与プロトコル（p.37，図Ⅵ-1・2参照）の適応がある場合はファーストコールおよび指示要請を行う。

　PCEC や PSLS，PACC など PEMEC 以外の病院前救護が適用となる場合であっても，傷病者に明確な症候を認める場合は，症候における緊急度を適応してよい。症候における緊急度で「赤1」と判断した場合は，必要な救急処置を行い，内因性ロード＆ゴーを宣言して搬送を開始する。

　全身観察／重点観察の結果から，症候ごとに緊急度および内因性ロード＆ゴーの適応を判断する。

2 　頭部の観察

　痙攣，頭痛，めまい・ふらつき，しびれ・麻痺，悪心・嘔吐などを訴える傷病者では頭部を重点観察する。頭部の視診および触診から，脱毛の状態，頭皮の凹凸痕，さらに隠れた外傷の所見を観察する。

　連続する脱毛や頭皮の凹凸を認める場合は，頭部の手術の既往が想定され，その原因として脳内血腫，脳腫瘍，くも膜下出血，脳動静脈奇形，頭部外傷，慢性硬膜下血腫，水頭症のシャント手術などが疑われる。シャント不全による水頭症では，頭蓋内圧亢進による頭痛や悪心・嘔吐，痙攣，意識障害を生じる（表Ⅶ-1）。

　打撲や皮下血腫などの外傷所見がみられた場合にはてんかん，痙攣，失神がその原因となっていることがある。

　乳児では，大泉門の膨隆を観察する。髄膜炎や脳炎・脳症，水頭症，脳出血，低酸素脳症などによって頭蓋内圧が亢進すると，大泉門が膨隆する。意識障害を呈する乳児に大泉門の膨隆を認める場合は頭蓋内圧亢進を疑う。髄膜炎を疑う場合は，三徴（発熱，頭痛，嘔吐）の有無を確認する。項部硬直や発疹を認める場合もある。脳炎・脳症では髄膜炎の症状に加えて痙攣や意識障害を伴いやすい（表Ⅶ-1）。

表Ⅶ-1 頭部の症候と病態・疾患

方 法	症 候	疑われる病態・疾患
視 診	打撲痕や皮下出血，頭皮損傷	頭蓋内損傷，頸髄損傷，てんかん，痙攣，失神など
触 診	手術痕，シャントによる膨隆	頭蓋内疾患の既往（脳腫瘍，慢性硬膜下血腫など），シャント不全
	乳児の大泉門膨隆	髄膜炎，脳炎・脳症，水頭症，脳出血など

3 ┃ 顔面の観察

1）顔面・耳

顔面はすべての症候で評価する。顔面の色調，湿潤，表情，動きの左右差，外傷を疑わせる所見を評価する。

ショック，急性冠症候群，低血糖，高体温など緊急性が高い病態の徴候がとらえられることが多いため注意して観察する（表Ⅶ-2）。

2）眼球・瞳孔

痙攣，頭痛，めまい・ふらつき，しびれ・麻痺の症候を訴える傷病者では眼球と瞳孔を観察し，これらの訴えが頭蓋内疾患や薬物中毒によるものかを評価する（表Ⅶ-3）。

瞳孔では，その大きさ，左右差，対光反射の有無を観察する。眼球は眼位の異常（共同偏視を含む）と眼振の有無を評価する（図Ⅶ-2）。また，眼瞼結膜の色調や溢血点の有無を観察する。散瞳では覚醒剤などの薬物中毒が，縮瞳では有機リン中毒や脳幹病変が疑われる。左右差や対光反射の消失は脳ヘルニアを疑わせる所見であり，緊急の対応を要する。

眼科手術が既往にある場合は，瞳孔の形状がいびつであったり，瞳孔径が左右で異なる場合があるので注意する。

3）口 腔

口腔では，臭気，粘膜や舌の色調，びらん・乾燥状態を観察する。なお，新型コロナウイルス感染症（COVID-19）など感染対策が必要な疾患が蔓延している状況や，危険な薬剤の曝露リスクが疑われる場合は，適切な防護具の装着を忘れてはならない。

表VII-2　顔面・耳の症候と病態・疾患

方　法	症　候	疑われる病態・疾患
視　診	蒼白	ショック，貧血，低体温，低血糖
	チアノーゼ	呼吸不全，窒息，心不全
	黄疸	肝機能障害，肝性脳症
	紅潮	アルコール中毒，高体温，髄膜炎，脳炎
	鮮紅	一酸化炭素中毒
	末梢冷感・湿潤	ショック，急性冠症候群，低血糖
	乾燥	脱水，糖尿病（高血糖）
	大量発汗	高体温，中毒（有機リン系殺虫剤，神経毒ガス）
	顔面の打撲痕や皮下出血	てんかん，痙攣，失神，虐待，DV
	顔のゆがみ	顔面神経麻痺，脳卒中
	大きなあざ（母斑，血管腫）	（先天性疾患）痙攣
	るいそう	悪液質，精神疾患（摂食障害），児童虐待（ネグレクト）

表VII-3　眼球・瞳孔の症候と病態・疾患

方　法	症　候	疑われる病態・疾患
視　診	散瞳[*]	アルコール中毒，薬物中毒（覚醒剤，コカイン，LSDなど），重症低酸素脳症，間代性強直性発作など
	縮瞳[*]	中毒（モルヒネなどの麻薬，有機リン系殺虫剤，神経毒ガスなど），脳幹出血
	瞳孔不同[*]	脳ヘルニア徴候，ホルネル徴候，脳卒中もどき[*2]など
	対光反射の緩慢・消失[*3]	脳ヘルニア徴候，視神経障害，動眼神経麻痺など
	眼位の異常	脳卒中，動眼神経麻痺，外転神経麻痺，滑車神経麻痺，脳卒中もどきなど
	眼振	脳卒中（脳幹），めまいなど
	眼瞼結膜蒼白	ショック，貧血など
	眼瞼結膜黄染	肝機能障害，肝性脳症など
	溢血点	窒息，外傷性窒息，絞頸・扼頸など

[*] 瞳孔径が5mm以上を散瞳，2mm以下を縮瞳という。瞳孔径に0.5mm以上の左右差を認める場合を瞳孔不同という

[*2] 意識障害を呈する傷病者に，共同偏視，瞳孔不同，片麻痺，言語障害，痙攣など，一次性脳病変を強く疑う局所神経症状を認める場合であっても，その20％は頭蓋内病変がない二次性脳病変（脳卒中もどき）であることに注意する

[*3] 対光反射について，正常な状態では迅速であるが，動眼神経または脳幹の圧迫により緩慢となり，さらに進行すると消失する

瞳孔と眼位	状態と疾患
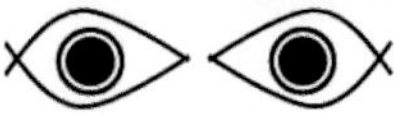	【両側散瞳＋意識障害】 アルコール中毒，薬物中毒（覚醒剤，コカイン，LSD など） 重症低酸素脳症，間代性強直性発作
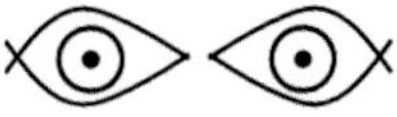	【両側縮瞳＋意識障害】 薬物中毒（モルヒネなどの麻薬，有機リン系殺虫剤など） 脳幹出血
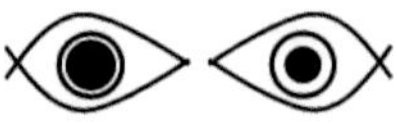	【意識障害＋瞳孔不同】 D（中枢神経系）の異常（脳ヘルニア徴候） 頸部外傷によるホルネル徴候 脳卒中もどき
患側 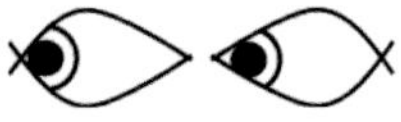	【病巣をにらむ水平性共同偏視＋意識障害】 テント上（大脳）の脳卒中 脳卒中もどき
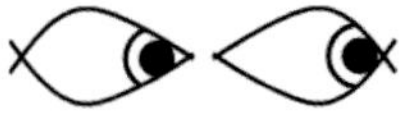 健側	【病巣から逃げる水平性共同偏視＋意識障害】 テント下（脳幹・小脳）の脳卒中 脳卒中もどき

図Ⅶ-2　瞳孔と眼位の異常

表Ⅶ-4　化学物質および疾患に特有の臭気

臭　気	中毒物質
化学物質に特有の臭気	パラコート除草剤（着臭による），硫化水素，亜硫酸ガス，塩素ガス，エタノール，樟脳，フェノール，クロロホルムなど
ニンニク臭	有機リン，ヒ素，黄リン
アーモンド臭	青酸（シアン）
アセトン臭（フルーツガム臭）	糖尿病ケトアシドーシス，イソプロピルアルコール中毒
ニンニク臭，または卵の腐卵臭	肝性脳症
アンモニア臭	尿毒症

救急活動中は傷病者の呼気による二次中毒に注意する

（1）臭　気

　傷病者の呼気臭を嗅いで，特徴的な臭気の有無を確認する。化学物質および疾患に特有の臭気を表Ⅶ-4 に示す。

（2）口腔粘膜と口唇周囲，舌の観察

　傷病者の舌や口腔内，口唇周囲が青緑色に染色されている場合は，パラコート除草剤内服の可能性がある。

　咽頭痛や口腔内，口唇周囲のびらんを認める場合は，パラコート除草剤，クレゾール，酸・アルカリなどの内服を考慮する。口腔や口唇，舌の乾燥が著しい場合は，

方　法	症　候	疑われる病態・疾患
視　診	腫瘍・腫脹・血腫	上気道閉塞，甲状腺疾患など
	頸静脈怒張	心原性ショック，心外閉塞・拘束性ショック（緊張性気胸，心タンポナーデ）など
	頸静脈虚脱	循環血液量減少性ショック，脱水など
	呼吸補助筋の動き	呼吸不全，慢性閉塞性肺疾患（COPD），上気道閉塞，窒息，循環不全など
	気管の偏位	緊張性気胸
触　診	項部硬直	髄膜炎，脳炎・脳症，くも膜下出血など
	皮下気腫	胸部外傷，緊張性気胸など
聴　診	頸動脈雑音	脳卒中など

脱水の可能性がある。ツルゴールなど皮膚の性状も併せて確認する。熱中症や高浸透圧性高血糖症候群，下痢では，脱水による意識障害や痙攣を生じる。出血や咬舌，口腔内異物の有無にも注意を払う。

4　頸部の観察

　頸部では視診および触診で腫脹や腫瘍の有無，頸静脈の怒張，皮下気腫，気管の偏位，聴診での狭窄音，項部硬直の有無を確認する（表Ⅶ-5）。頸部には胸部疾患の徴候が間接所見として出現しやすいため，頸部の疾患のみでなく胸痛，背部痛，動悸，呼吸困難などを訴え，胸部疾患が想定できる場合には頸部の重点観察を実施する。

　上気道狭窄の原因として，頸部腫瘍や感染による腫脹など気道を圧迫する所見がないか観察する。

　高度な緊張性気胸では頸部気管が健側へ偏位するとともに，触診で皮下気腫による握雪感を認める場合がある。気道損傷や塩素ガス中毒，二酸化硫黄中毒，上気道異物，アナフィラキシーショックなどで上気道閉塞が生じている場合には，吸気時に高い陰圧がかかることから喉頭（輪状軟骨）が下方に引っ張られるトラキアルタッグ（tracheal tug）がみられる。

　頸静脈の観察は半坐位，または坐位で行う。頸静脈怒張を認める場合にはうっ血性心不全や気胸などが想定されるため，発症の経過，呼吸音の左右差や心電図変化なども評価する。

　窒息や急性喉頭蓋炎，小児のクループ症候群，アナフィラキシーショックなどによる上気道閉塞では，頸部の聴診で吸気時喘鳴（ストライダー）を聴取する。

5 | 胸部の観察

　胸痛，背部痛，腹痛，動悸，呼吸困難，意識障害では胸部の重点観察を行う。胸部の観察は，気道や呼吸の評価のみならず，循環や中枢神経系の評価にも結びつく。視診，聴診，バイタルサイン，身体所見などを総合的に，可及的速やかに評価し，呼吸障害，心不全，ショックの有無を評価する（表Ⅶ-6）。

　呼吸障害にて低酸素血症をきたすと呼吸数が上昇する。呼吸数で代償できない場合は，呼吸補助筋を使用した努力呼吸を呈するようになる。また，発熱など酸素需要が高まった場合も呼吸数は上昇する。

　急性喉頭蓋炎や窒息などの上気道閉塞では，自然にスニッフィングポジションの姿勢をとり努力呼吸を呈する。声がかすれる場合はストライダー，咽頭の分泌物が多い場合は咽頭ゴロ音が聴取され，呼気が吸気に比べて延長する。乳幼児の場合は胸郭が柔らかいため，胸骨上縁のほか肋骨弓下や胸骨に陥没呼吸を認める。

　気管支喘息発作や慢性閉塞性肺疾患（COPD）急性増悪などの下気道病変がある場合は，前傾姿勢を好み，時に口すぼめ呼吸や呼吸補助筋を使った努力呼吸を呈する。呼気性の喘鳴（ウィージング）が聴取され，呼気が吸気に比べて延長し，1回換気量が減少する。喘息重積発作ではサイレントチェストと呼ばれ，呼吸音が減弱して聴取できない。乳幼児の場合，胸骨上縁・下縁，肋間に陥没呼吸を認める。

　肺炎や肺水腫など肺実質の病変がある場合，呼吸補助筋を使った努力呼吸を呈し，聴診にてラ音を聴取する。

　心不全では，肺のうっ血のため頻呼吸を呈し起坐呼吸を好む。身体所見で，頸静脈怒張や下腿浮腫を伴っていると心不全の診断の可能性が高まる。聴診上で断続性ラ音を両肺野で聴取する。また，ショックの場合は，呼吸性の代償機転が働き，頻呼吸となる。

　中枢性の病変では，呼吸パターンの異常が認められ，チェーン・ストークス呼吸，中枢性過換気，失調性呼吸などが認められる。低血糖，薬物中毒，低体温などでは呼吸抑制が生じる。心因性が原因でも過換気を生じるが，重篤な疾病を除外する必要がある。

　糖尿病ケトアシドーシスや尿毒症の場合は，呼吸の数も深さも増加したクスマウル呼吸が認められる。心原性ショックのうち，心不全・心膜炎・心筋炎や心外閉塞・拘束性ショックの心タンポナーデでは心音が減弱し，重度の心不全ではギャロップリズムが聴取される。

　手術痕やペースメーカー植込み痕がある場合，狭心症あるいは心不全の既往がある場合は，抗凝固薬，抗血小板薬，利尿薬，硝酸薬などの循環器系薬剤の処方歴を確認する。家族や関係者からの情報収集も参考にして総合的に判断する。

表VII-6　胸部の症候と病態・疾患

方　法	評価項目	症　候	疑われる病態・疾患
視　診	手術痕	ペースメーカー	高度な徐脈性不整脈・心室細動の既往
		その他	心弁膜疾患・冠疾患・胸部大動脈疾患，肺疾患，乳がんなどの既往
	呼吸の速さ（呼吸数）	速い	呼吸障害，過換気，ショック
		遅い	中枢神経障害，心肺機能不全
	呼吸様式	鼻翼呼吸	乳児の呼吸障害
		口すぼめ呼吸	慢性閉塞性肺疾患（COPD）
		努力呼吸／頭を揺らす呼吸	呼吸障害／乳児
		起坐呼吸	心不全，気管支喘息，COPD
		陥没呼吸（胸骨上縁）	上気道閉塞
		陥没呼吸（胸骨下縁・肋間）	上気道閉塞，下気道閉塞
		シーソー呼吸	上気道閉塞，呼吸不全
		下顎呼吸	心停止が切迫
	呼吸パターン	浅表在呼吸	ショック，呼吸障害
		チェーン・ストークス呼吸	呼吸中枢の障害，重症心不全
		中枢性過換気	脳幹出血
		クスマウル呼吸	高度な代謝性アシドーシス；糖尿病ケトアシドーシス，尿毒症など
		ビオー呼吸	延髄の障害（髄膜炎，くも膜下出血など）
		失調性呼吸	脳幹損傷，脳幹梗塞
聴　診	呼吸音	呼気延長	気管支喘息，COPD
		減弱	胸水，気胸，無気肺
		消失	気管支喘息大発作，完全気道閉塞，呼吸停止
		左右差	肺炎，気胸，無気肺，胸水貯留
		吸気喘鳴	上気道閉塞，急性喉頭蓋炎
		呼気喘鳴	下気道閉塞，気管支喘息，心不全
		ラ音	肺水腫，肺炎，気管支炎，気管支拡張症
	心音	減弱	心不全，心膜炎，心タンポナーデ
		ギャロップリズム	心不全
打　診	左右差	鼓音	気胸，巨大ブラなど
		濁音	血胸，胸水貯留など
触　診	健常部と比較	握雪感	気胸
		圧痛	打撲，肋骨骨折，帯状疱疹など
	体温	低体温	低体温症
		高体温	感染症，熱中症，重症脳損傷，麻薬中毒，覚醒剤中毒

6 | 腹部の観察

腹痛，吐下血，悪心・嘔吐，背部痛・側腹部痛などを訴える傷病者では腹部を重点観察する。腹部を視認で観察し（視診），手で触ってみる（触診）。必要な場合は聴診や打診も行う。病院前救護においては腹部の所見から，腹膜刺激徴候の有無と出血性疾患の存在を評価することが重要である。

腹膜刺激徴候は，触診での圧痛，筋性防御（デファンス），打診痛，反跳痛として認められる。筋性防御は，圧迫時に起こる腹壁の筋収縮であり，その特徴的な硬さから板状硬とも表現される。打診痛は，軽い打診で腹壁が振動することによって生じる痛みであり，咳嗽やストレッチャー移動時の振動で腹部に痛みが生じる場合も類似した現象といえる。反跳痛は腹部の圧迫を解除したときに疼痛が増す現象である。消化管穿孔など汎発性腹膜炎で認められる所見であり，緊急性が高い。腹部膨満や腸蠕動音の減弱を認めることもあるが，これらがないからといって除外はできない。強い腹膜刺激徴候を認める場合，傷病者は前屈位で身体を動かさない姿勢をとる。通常，圧痛部位に原因病変のあることが多い（図VII-3）。

出血性疾患のうち消化管出血は，吐下血を伴うためその有無も併せて観察する。急速な腹部膨隆を認めた場合は腹腔内出血に注意し，バイタルサイン，顔面や眼球結膜の色調から貧血の有無を併せて評価する。腹腔内出血による腹部膨満は打診上，濁音を呈する。拍動性の腫瘤を正中に触れる場合，腹部大動脈瘤からの出血を疑う。

手術痕やストーマ（人工肛門）がある場合は，消化器疾患，腎疾患，婦人科疾患，泌尿器疾患，腹部大動脈疾患の既往がある。

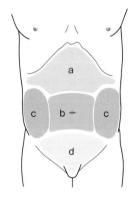

部　位	疑われる病態・疾患
a （心窩部・季肋部）	胃・十二指腸疾患（心窩部〜右季肋部） 胆道疾患（心窩部〜右季肋部） 急性膵炎 虫垂炎初期 急性冠症候群
b （臍部・腹部正中）	腸閉塞 上腸間膜動脈閉塞（腹部全体） 腹部大動脈瘤破裂（腹部全体） その他の腸疾患全般
c （側腹部）	尿管結石 大腸疾患
d （下腹部）	婦人科疾患 大腸疾患 虫垂炎（右下腹部）

図VII-3　腹痛の部位と病態・疾患

意識レベルを，ジャパン・コーマ・スケール（Japan Coma Scale；JCS，**表Ⅶ-7**）やグラスゴー・コーマ・スケール（Glasgow Coma Scale；GCS，**表Ⅶ-8**），エマージェンシー・コーマ・スケール（Emergency Coma Scale；ECS）などのコーマスケールを使用して客観的かつ経時的に評価する。

JCS は開眼を覚醒と評価したスケールである。開眼の状態を大きく 3 段階に分類し，それぞれの段階をさらに 3 つに細分化して合計 9 段階に分類する評価法である。簡便であるが重症例の判別が不十分な場合がある。

GCS は，開眼（4 点），言語反応（5 点），最良の運動反応（6 点）による項目の合計点 15 を正常として意識障害を評価する。「E2 V4 M6 の合計点 12」などと表す。重症例の評価に優れているが，同じ点数であっても重症度は E・V・M の内容により必ずしも同等ではない。

Step 4（判断）において，脳卒中を疑い，脳卒中病院前救護（PSLS）に移行した場合は，意識レベルの評価に引き続き，局所神経症状の観察と評価を行う。いち早く血栓溶解療法（t-PA 静注療法）の適応を判断し，治療が可能な医療機関へ搬送するためである。シンシナティ病院前脳卒中スケール（CPSS，**図Ⅶ-4**）など脳卒中スケールを用いた評価や運動麻痺の観察を素早く行い，脳卒中である可能性を判断する。これらの評価を行う場合は，いたずらに時間をかけすぎないよう留意する。さらに脳卒中スケールなどにより脳卒中を疑った場合は，可能であれば ELVO（emergent large vessel occlusion screen）スクリーン[註]を行う。CPSS と不整脈の有無に ELVO スクリーンを加えた計 7 項目を観察し（**図Ⅶ-5**），4 項目以上を認めた場合は機械的血栓回収療法の適応となる可能性があるため[1]，同治療が常時実施できる医療機関への搬送を考慮する。

傷病者の主な症候が意識障害の場合は，意識障害病院前救護（PCEC）に移行する。意識障害には，頭蓋内に病変が存在する一次性脳病変と，頭蓋外に病変が存在する二次性脳病変の 2 種類がある（**表Ⅶ-9**）。一方，意識障害と失神は，厳密に鑑別して理解する必要がある。失神は一過性の意識消失発作であり，体位の維持ができない状態と定義する。発症は比較的急速であるが，速やかに完全に自然回復するものとされている。原因の多くは比較的急速な脳血流低下によるものと考えられているが，脳血流低下を伴わない場合も含まれる（**表Ⅶ-10**）。一過性の意識消失は，失神群と非失神群で分類すると理解しやすい（**表Ⅶ-11**）。

註：ELVO スクリーンでは，①共同偏視はあるか，②時計または眼鏡を見せてそれが何かを答えられるか，③片手の指 4 本を見せて何本かを正しく答えられるかの 3 項目を評価する。①が存在するか，②③の質問への解答が不正解の場合に陽性と判断する

表Ⅶ-7　ジャパン・コーマ・スケール（JCS）

Ⅰ. 刺激しなくても覚醒している（1桁で表現）
1　だいたい意識清明だが，今ひとつはっきりしない
2　時，場所または人物がわからない
3　名前または生年月日がわからない

Ⅱ. 刺激すると覚醒する―刺激を止めると眠り込む（2桁で表現）
10　普通の呼びかけで容易に開眼する
〔合目的な運動（例：右手を握れ，離せ）ができ言葉も発するが，間違いが多い〕
20　大きな声または身体を揺さぶることにより開眼する
（簡単な命令に応じる，例えば離握手）
30　圧迫（痛み）刺激を加えつつ呼びかけを繰り返すと，かろうじて開眼する

Ⅲ. 刺激しても覚醒しない（3桁で表現）
100　圧迫（痛み）刺激に対して払いのけるような動作をする
200　圧迫（痛み）刺激に対して手足を動かしたり，顔をしかめる
300　圧迫（痛み）刺激に反応しない

表Ⅶ-8　グラスゴー・コーマ・スケール（GCS）

		乳児	幼児～学童	成人
開眼（E）	4	自発的に		
	3	呼びかけにより		
	2	圧迫（痛み）刺激により		
	1	開眼しない		
言語反応（V）	5	笑い，喃語	年齢相応な単語・会話	見当識あり
	4	持続的な啼泣・叫び声	混乱した単語・会話	混乱した会話
	3	圧迫（痛み）刺激で啼泣	不適当な言葉	
	2	圧迫（痛み）刺激でうめき声	うめき声	意味不明な発声
	1	発声を認めない		
最良の運動反応（M）	6	自発的に目的をもって動く	指示に従う	
	5	接触（触れる／つかむ）から逃避する	疼痛部へ手足を持っていく	
	4	圧迫（痛み）刺激から逃避する		
	3	異常屈曲		
	2	異常伸展		
	1	体動なし		

顔のゆがみ（歯を見せるように，あるいは笑ってもらう）
・正常：顔面が左右対称 ・異常：片側が他側のように動かない。下図では右顔面が麻痺している

上肢挙上（閉眼させ，10秒間上肢を挙上させる）
・正常：両側とも同様に挙上，あるいはまったく挙がらない ・異常：一側が挙がらない，または他側に比較して挙がらない

言語障害（患者に話をさせる）
・正常：滞りなく正確に話せる ・異常：不明瞭な言葉，間違った言葉，あるいはまったく話せない

解釈：3つの徴候のうち1つでもあれば，脳卒中の可能性は72％である

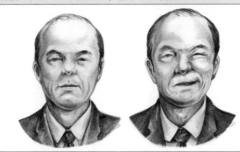

図Ⅶ-4　シンシナティ病院前脳卒中スケール（CPSS）

Ⅶ

全身観察／重点観察

　病院前救護において意識障害の原因は臨床的に重要であるため，「AIUEOTIPS（あいうえおチップス）」，または「意識に障害　なるほどまずい　試して酸素」（表Ⅶ-12）を念頭に救急救命活動を行い，可能であれば原因を判別する。

文　献

1) 谷崎義生，松本正弘，朝倉健，他：脳卒中救急医療体制整備に対する脳神経外科医の役割；第2報．NEUROSURGICAL EMERGENCY 26（1）：26-35, 2021.

1．共同偏視	2．半側空間無視（指4本法）
両方の眼球が一側を向いている，または指を追視させて反対を向けない	50cm手前で指4本をかざす 片方（通常左）が見えないので指の数を正確に回答できない
3．失語（眼鏡/時計の呼称）	4．不整脈
めがね／とけい と言えない	不整脈がある
5．言語障害	6．顔面麻痺
呂律がまわらない，不明瞭	顔がゆがむ
7．上肢麻痺	
腕が片方動かない	

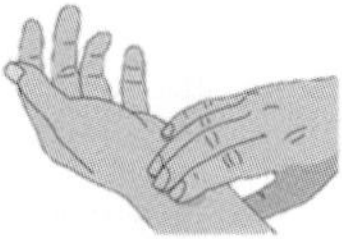

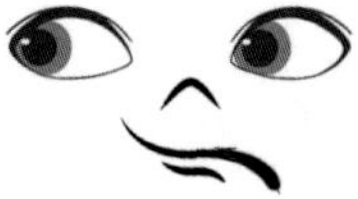

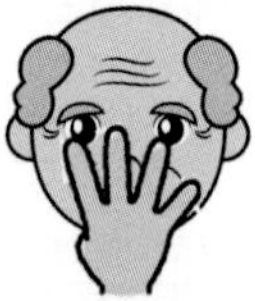

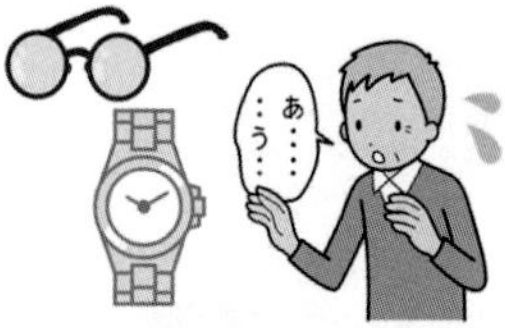

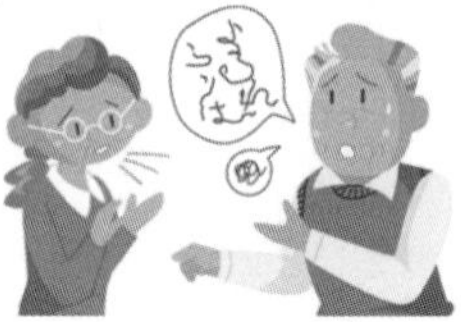

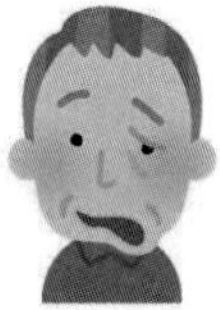

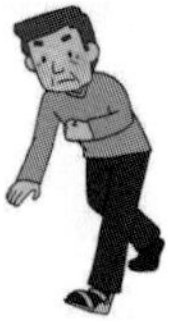

図Ⅶ-5　脳卒中が疑われる傷病者に対する身体観察

〔総務省消防庁：救急隊における観察・処置等について（通知）．2020．p.6．より引用・改変〕

表VII-9　意識障害の原因

一次性脳病変（頭蓋内疾患・病態）	
脳血管障害	くも膜下出血，脳出血，脳梗塞，高血圧性脳症
中枢神経系感染症	脳炎・脳症，髄膜炎，脳膿瘍
てんかん	てんかん重積状態（痙攣性・非痙攣性），子癇後，てんかん発作後
無酸素性脳障害	心停止蘇生後，縊頚
脳腫瘍	原発性，転移性
精神疾患	緊張病性昏迷，うつ病性昏迷，解離性昏迷，せん妄
頭部外傷	急性硬膜外血腫，急性硬膜下血腫，脳挫傷，びまん性脳損傷
水頭症	急性水頭症，正常圧水頭症，V-P（L-P）シャント不全
二次性脳病変（頭蓋外疾患・病態）	
呼吸・循環障害	低酸素血症，高二酸化炭素血症，各種ショック
内分泌系疾患	甲状腺クリーゼ，粘液水腫性昏睡，副腎クリーゼ
電解質異常など	高/低ナトリウム血症，高カルシウム血症，脱水症
代謝性疾患	尿毒症，肝性脳症，ウェルニッケ脳症
血糖異常	低血糖，高血糖性昏睡
環境障害	偶発性低体温症，重症熱中症
中毒・薬剤性	睡眠薬，抗精神病薬，エタノール，一酸化炭素，農薬，薬物乱用（麻薬，興奮剤など），悪性症候群
その他	敗血症，変性・炎症・脱髄性疾患，傍腫瘍性神経症候群

表VII-10　失神の原因

起立性低血圧	
原発性自律神経障害	純型自律神経失調症，多系統萎縮，パーキンソン病など
続発性自律神経障害	糖尿病，アミロイドーシス，尿毒症，脊髄損傷
薬剤性	アルコール，薬剤（血管拡張薬，利尿薬，抗うつ薬など）
循環血液量減少	出血，下痢，嘔吐など
反射性（神経調節性）失神	
血管迷走神経反射	感情ストレス（恐怖，疼痛，その他）
状況失神	咳嗽，くしゃみ，急性出血，消化管刺激（嚥下，排便，内臓痛），排尿後，運動後，食後，その他
その他	頸動脈洞過敏症候群，非定型（明瞭な誘因がない/発症が非定型的）
心血管系疾患	
不整脈	徐脈性（洞機能不全，房室伝導系障害，ペースメーカー不全），頻脈性（上室性，心室性），薬剤誘発性
器質的疾患	狭窄性弁膜症，急性冠症候群，閉塞性肥大型心筋症，心房粘液腫，大動脈解離，心膜疾患・タンポナーデ，肺血栓塞栓症・肺高血圧症
その他の病態	
脳血管関連/神経痛	盗血症候群，過換気/舌咽神経・三叉神経痛

表VII-11　**一過性意識消失の分類**

失神群	自律神経の異常，心疾患，一過性の低血圧など
非失神群	てんかん，脳血管障害，代謝性疾患，精神疾患など

表VII-12　**臨床的に重要な意識障害の原因**

【AIUEO TIPS（あいうえおチップス）】	【意識に障害　なるほどまずい　試して酸素】	
A：Acute alcoholism 　　（急性アルコール中毒） I：Insulin（インスリン） U：Uremia（尿毒症） E：Endocrine（内分泌） O：Oxygen（低酸素血症） 　　Opiate（麻薬） T：Trauma（外傷） 　　Temperature（体温異常） I：Infection（感染症） P：Psychiatric（精神疾患） 　　Porphyria（ポルフィリン症） S：Syncope（失神） 　　Stroke（脳卒中）	い：インスリン し：ショック き：飢餓 に：尿毒症 しょう：消化器疾患 が：外傷 い：飲酒 なる：ナルコーシス ほ：ホルモン ど：瞳孔不同 ま：麻薬など ずい：髄膜炎 た：体温異常 め：メンタル し：失神 て：てんかん さん：酸素 そ：卒中	低血糖・高血糖 低栄養 腎疾患 肝疾患 アルコール関連 甲状腺・副腎疾患など 脳ヘルニア 薬物・毒物中毒 髄膜炎・脳炎 熱中症・偶発性低体温症 精神疾患 痙攣・てんかん 低酸素血症 脳卒中

VIII 評価・ファーストコール・特定行為

　Step 6 では，これまでの Step に基づいた評価，必要な救急救命処置，および医療機関選定とファーストコールを行う。輸液プロトコルやブドウ糖投与プロトコル（p.37，図VI-1・2 参照）を適応する場合はファーストコールと指示要請を行う。適切な医療機関を選定して搬送を開始する。

- これまでの Step で行った評価（判断）に基づき，救急救命処置を行う。
- 医療機関の選定は，原則として救急現場での緊急度判定に基づいて行う。
- 医療機関選定基準が運用されている地域では，メディカルコントロール（MC）協議会などが定めた基準に応じた医療機関選定を行う。
- ファーストコールで病態や緊急度判定を含む傷病者情報を簡潔に伝える。
- 輸液プロトコルやブドウ糖投与プロトコルを適応する場合は指示要請を行う。
- 適切な医療機関を選定して搬送を開始する。
- 必要に応じてセカンドコールを行い，傷病者情報の伝達に努める。

1 評　価

1）緊急度判定の基準

　2020 年，総務省消防庁の「令和元年度 救急業務のあり方に関する検討会 緊急度判定体系の普及ワーキンググループ」による「緊急度判定プロトコル Ver. 3」において「救急現場プロトコル」が示されている。緊急度判定プロトコルにおける緊急度評価のための観察の過程は，「重症感」→「主訴の選定」→「1 次補足因子の第 1 段階：バイタルサイン」→「1 次補足因子の第 2 段階：非生理学的な指標（疼痛・出血性素因・受傷機転）」→「症候に特異的な指標（2 次補足因子）」の順となる。これらの過程を PEMEC アルゴリズムに組み入れている。救急現場プロトコルのアルゴリズムと PEMEC アルゴリズムの関係を図VIII-1 に示す。

2）救急現場プロトコルの緊急度

　救急現場プロトコルの緊急度は，緊急度を赤（赤1，赤2），黄，緑，白の5段階に設定しており，主訴や主要な症候の緊急度判定が可能である。救急現場プロトコルにおける緊急度とその定義を表VIII-1 に示す。この定義は，バイタルサインにおける緊急度の定義（p.31，表V-4 参照）と同じものである。なお，PEMEC における内因性ロード＆ゴーは，「赤1」がその適応となる。

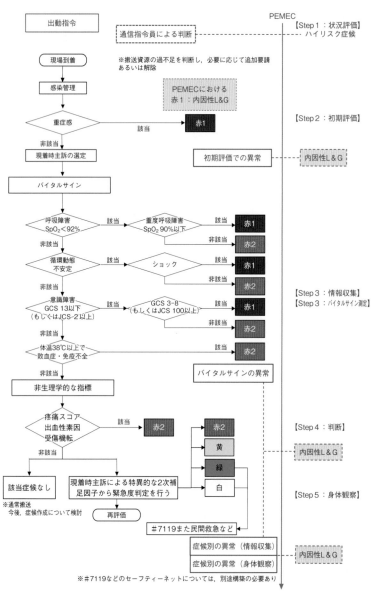

図Ⅷ-1 救急現場プロトコルのアルゴリズムと PEMEC アルゴリズムの関係
〔総務省消防庁：緊急度判定プロトコル Ver. 3（救急現場）. 2020, p.3. より引用・改変〕

緊急度	定　義	サブカテゴリ
緊　急 （赤）	◆すでに生理学的に生命危機に瀕している病態 ◆増悪傾向あるいは急変する可能性がある病態 ※気道・呼吸・循環・意識の異常，ひどい痛み，増悪傾向，急変の可能性から総合的に判定する	【赤1】きわめて緊急性が高い病態であるため，緊急に搬送する必要がある病態
		【赤2】緊急性が高い病態であるため，緊急に搬送する必要がある病態
準緊急 （黄）	◆時間経過が生命予後・機能予後に影響を及ぼす病態 ※痛みの程度，訴えや症状の強さについても考慮する	赤ほど緊急性は高くないが，医療機関への早期受診が必要な病態
低緊急 （緑）	◆上記には該当しないが，受診が必要な病態	
非緊急 （白）	◆上記には該当せず，医療を必要としない状態	

〔総務省消防庁：緊急度判定プロトコル Ver. 3（救急現場）. 2020, p.2. より引用・改変〕

　共通観察項目と症候に特異的な指標（2次補足因子）の見方の例を図Ⅷ-2 に示す。
①傷病者の主な症候 14 種類（表Ⅷ-2）の中から選択する。
　【例】：傷病者の主症状が「呼吸困難」の場合は，「1　呼吸困難」を参照する。
②共通観察項目と疼痛の分類（表Ⅷ-3）に示された各項目を観察し，該当する症状の緊急度を選択する。
　【例】：「呼吸困難」の観察項目には＜呼吸＞＜循環＞＜意識＞＜発熱＞が示されているため，表Ⅷ-3 の＜呼吸＞＜循環＞＜意識＞＜発熱＞の中から，該当する症状があればその緊急度を選択する。
③「特異な症状等」に記載される特異的な症候を傷病者に認める場合は，その緊急度を選択する。
　【例】：「呼吸困難」に示された「特異な症状など」のうち，起坐呼吸，著明な喘鳴，胸痛，喀血（成人では概ね 100 mL 以上），著明な浮腫など，該当する症状，既往があればその緊急度を選択する。
④選択した症候，既往のうち，「赤1」および「赤2」が1つでもある場合は，緊急度が高く，緊急に搬送する必要がある
　【例】：呼吸困難を訴える傷病者に，チアノーゼ（赤1），陥没呼吸（赤1），著明な喘鳴（赤2），起坐呼吸（赤2），発熱（黄）を認める場合，緊急は「赤1」となる。

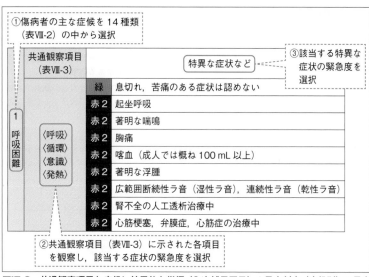

図Ⅷ-2　共通観察項目と症候に特異的な指標（2次補足因子）の見方判定（症候別）の見方の例

表Ⅷ-2　症候に特異的な指標（2次補足因子）

	共通観察項目 （表Ⅷ-3）		特異な症状など
1 呼吸困難	〈呼吸〉 〈循環〉 〈意識〉 〈発熱〉	緑	息切れ，苦痛のある症状は認めない
		赤2	起坐呼吸
		赤2	著明な喘鳴
		赤2	胸痛
		赤2	喀血（概ね 100 mL 以上）
		赤2	著明な浮腫
		赤2	広範囲断続性ラ音（湿性ラ音），連続性ラ音（乾性ラ音）
		赤2	腎不全の人工透析治療中
		赤2	心筋梗塞，弁膜症，心筋症の治療中

共通観察項目 （表Ⅷ-3）		特異な症状など
2 動悸	〈呼吸〉 〈循環〉 〈意識〉 〈発熱〉	
	赤2	心原性の胸痛
	赤2	致死性不整脈の病歴
	黄	急性発症，現在も持続している状態
	緑	動悸の既往，現在は軽快している状態
	白	すべての観察項目に該当しない

共通観察項目 （表Ⅷ-3）		特異な症状など
3 意識障害	〈呼吸〉 〈循環〉 〈意識〉 〈発熱〉	
	赤1	高度脱水（ショック状態を呈す）
	赤2	低血糖症状がある場合
	赤2	不明の薬物
	赤2	逃走のおそれがあるまたは安全が確保できない状態
	赤2	自殺企図または明確な計画がある
	赤2	項部硬直
	赤2	頭痛
	赤2	嘔吐
	赤2	低酸素環境
	赤2	高温／低温環境
	赤2	毒性のある原因物質〔毒物，医薬品（強酸・強アルカリ・石油製品・青酸化合物），覚醒剤，麻薬・毒性のある植物・農薬・家庭用品（防虫剤・殺鼠剤など），有毒ガス〕
	黄	自殺念慮はあるが具体的計画のないもの
	緑	薬物過量摂取
	白	すべての観察項目に該当しない

共通観察項目 （表Ⅷ-3）		特異な症状など
4 痙攣	〈呼吸〉 〈循環〉 〈意識〉 〈発熱〉 〈疼痛〉	
	赤1	痙攣持続状態
	赤2	痙攣停止直後の状態
	黄	症状軽快，意識レベル正常
	白	すべての観察項目に該当しない

Ⅷ　評価・ファーストコール・特定行為

57

	共通観察項目 (表Ⅷ-3)		特異な症状など
5 頭痛	〈呼吸〉 〈循環〉 〈意識〉 〈発熱〉 〈疼痛〉	赤2	突然発症，激しい，これまでで最悪の頭痛
		赤2	視力障害
		赤2	視力障害および眼の疼痛
		緑	慢性・再発性の頭痛
		白	すべての観察項目に該当しない

	共通観察項目 (表Ⅷ-3)		特異な症状など
6 胸痛	〈呼吸〉 〈循環〉 〈意識〉 〈発熱〉 〈疼痛〉	赤2	胸痛（心原性）
		赤2	他の重篤な胸痛（裂ける・引き裂かれる感じ）
		赤2	20分以上続く胸部痛・絞扼痛
		赤2	背部の激痛
		赤2	心電図上 ST-T 変化
		赤2	心電図上の不整脈（多源性／連発 PVC・RonT・VT など）
		赤2	血圧の左右差
		緑	胸痛（非心原性）

	共通観察項目 (表Ⅷ-3)		特異な症状など
7 背部痛	〈呼吸〉 〈循環〉 〈意識〉 〈発熱〉 〈疼痛〉	赤2	しびれや麻痺の症状
		赤2	しびれや麻痺の症状および直腸膀胱障害
		緑	腰背部痛
		白	すべての観察項目に該当しない

	共通観察項目 (表Ⅷ-3)		特異な症状など
8 発熱	〈呼吸〉 〈循環〉 〈意識〉 〈発熱〉	赤2	点状出血

9 腹痛	共通観察項目 (表VIII-3)		特異な症状など
	〈呼吸〉 〈循環〉 〈意識〉 〈発熱〉 〈疼痛〉	赤1	高度脱水（ショック状態を呈す）
		赤2	腹壁緊張または圧痛
		赤2	腹膜刺激症状
		赤2	高度貧血
		赤2	グル音消失
		赤2	有響性金属性グル音
		赤2	妊娠の可能性あるいは人工妊娠中絶後
		赤2	吐下血
		赤2	腹部の異常膨隆
		赤2	頻回の嘔吐
		緑	慢性の軽度腹痛
		緑	慢性の軽度側腹部痛
		白	すべての観察項目に該当しない

10 悪 心 ・ 嘔 吐	共通観察項目 (表VIII-3)		特異な症状など
	〈呼吸〉 〈循環〉 〈意識〉 〈発熱〉 〈脱水症〉	赤2	活動性の多量出血
		黄	コーヒー残渣様吐物・下血
		黄	繰り返す嘔吐
		緑	慢性的な悪心・嘔吐（バイタルサイン正常）
		赤2	口腔・舌の乾燥
		赤2	ツルゴール（皮膚の張り・弾力）の減少や皮膚乾燥
		赤2	尿量減少
		黄	口渇感の増大（バイタルサイン正常）
		黄	濃縮尿の症状（バイタルサイン正常）
		黄	水分摂取量の減少（バイタルサイン正常）
		黄	経口摂取困難
		白	すべての観察項目に該当しない

	共通観察項目 (表Ⅷ-3)		特異な症状など
11 めまい	〈呼吸〉 〈循環〉 〈意識〉 〈発熱〉	赤2	頭位と関係なし
		赤2	新規発症のリズム障害,不整脈および(または)脈拍数の変化
		赤2	前駆症状を認めないもの
		赤2	労作時発症
		赤2	発症<4.5時間
		黄	頭位めまい症,ほかに神経症状を認めない
		黄	前駆症状を伴うもの,または急な体位変換に伴うもの
		緑	バイタルサインは正常,症状は軽快

	共通観察項目 (表Ⅷ-3)		特異な症状など
12 しびれ・ 麻痺	〈呼吸〉 〈循環〉 〈意識〉 〈発熱〉 〈疼痛〉 〈出血性素因〉	赤2	発症<4.5時間
		黄	発症>4.5時間または症状軽快
		黄	新たに発症した知覚麻痺・知覚異常
		緑	慢性的な知覚麻痺・知覚異常
		白	すべての観察項目に該当しない

	共通観察項目 (表Ⅷ-3)		特異な症状など
13 腰痛	〈呼吸〉 〈循環〉 〈意識〉 〈発熱〉 〈疼痛〉 〈出血性素因〉	赤2	しびれや麻痺の症状
		赤2	しびれや麻痺の症状と直腸膀胱障害
		緑	腰背部痛
		緑	腰背部・脊椎外傷,軽度の深在性疼痛
		白	すべての観察項目に該当しない

	共通観察項目 (表Ⅷ-3)		特異な症状など
14 固形 異物 誤飲	〈呼吸〉 〈循環〉 〈意識〉 〈発熱〉 〈疼痛〉	赤2	流涎または吸気性喘鳴
		赤2	嗄声と嚥下障害
		黄	持続する嘔吐
		緑	嚥下・呼吸の問題なし

(総務省消防庁:緊急度判定プロトコル Ver. 3(救急現場).2020,pp13-32. を参考に作成)

共通観察項目	緊急度	観察された症候
呼吸	赤1	チアノーゼ
	赤1	過度の呼吸努力のため，会話できない状態（単語のみ話せる状態）
	赤1	上気道閉塞（あえぎ呼吸，陥没呼吸，シーソー呼吸などを含む）
	赤1	補助呼吸が必要
	赤1	呼吸音の左右差
	赤1	異常呼吸（中枢性呼吸異常，呼吸様式の異常など）
	赤2	とぎれとぎれの会話
	赤2	増悪する吸気性喘鳴
	黄	呼吸困難
	黄	労作時の息切れ
	黄	努力（様）呼吸
	黄	吸気性喘鳴
	判定なし	（該当なし）
循環	赤1	ショックの徴候（蒼白，虚脱，冷や汗，脈拍触知不能，呼吸困難など）
	赤1	起立性失神（急に立ち上がった際に，めまい・ふらつきなどの症状とともに失神したもの）
	赤2	起立性低血圧（病歴で確認されたものを含む）（急に立ち上がった際に，めまい・ふらつきなどの症状を起こしたもの）
	赤2	坐位・立位での失神様症状
	赤2	低血圧の疑い（正常血圧や患者の予想される血圧よりも低い場合）
	黄	バイタルサインが正常の上限または下限値である場合（とくにその患者の通常の値とは異なっている場合）
	判定なし	バイタルサイン正常
意識	赤1	舌根沈下
	赤1	持続する痙攣
	赤1	意識レベルが次第に増悪するもの
	赤2	急に出現した短期記憶の新たな障害
	赤2	急に出現した行動の変容
	黄	新たに出現した軽度の意識障害（GCS 14・JCS 1）
	緑	慢性的な軽度の意識障害（GCS 14・JCS 1）
	判定なし	

Ⅷ　評価・ファーストコール・特定行為

発熱	赤2	発熱がある免疫不全患者（好中球減少症，臓器移植患者，化学療法またはステロイドを含む免疫抑制剤投与中）
	赤2	発熱があり，かつ，心拍数>90 または呼吸数>20
	黄	発熱があり具合が悪そうな状態（紅潮，傾眠傾向，不安・不穏状態）
	緑	発熱があるが苦痛なく落ち着いた状態
疼痛	赤2	深在性：急性（スコア8〜10）
	黄	深在性：慢性（スコア4〜10）
	黄	浅在性：急性（スコア4〜10）
	黄	浅在性：慢性（スコア8〜10）
	黄	深在性：急性（スコア0〜7）
	緑	深在性：慢性（スコア0〜3）
	緑	浅在性：急性（スコア0〜3）
	緑	浅在性：慢性（スコア0〜7）
出血性素因	赤2	頭部（頭蓋内）および頸部
	赤2	胸部，腹部，骨盤，脊椎
	赤2	多量の性器出血
	赤2	腸腰筋および殿部
	赤2	四肢のコンパートメント症候群
	赤2	骨折および脱臼
	赤2	深い裂創・挫創
	赤2	その他の止血困難な状態
	黄	鼻腔（鼻出血）
	黄	口腔（歯肉を含む）
	黄	関節（関節血腫）
	黄	月経過多
	黄	擦過傷および浅い裂創・挫創
	判定なし	該当なし

脱水症	赤1	ショックの徴候（蒼白，虚脱，冷や汗，脈拍触知不能，呼吸困難など）
	赤2	口腔・舌の乾燥
	赤2	ツルゴール（皮膚の張り・弾力）の減少や皮膚乾燥
	赤2	尿量減少
	黄	口渇感の増大（バイタルサイン正常）
	黄	濃縮尿の症状（バイタルサイン正常）
	黄	水分摂取量の減少（バイタルサイン正常）
	黄	経口摂取困難
	判定なし	該当なし

疼痛の分類（成人）

分類	説明
深在性疼痛	体腔や臓器に由来し，生命または四肢を失うおそれのある疾患に関連している可能性がある疼痛
浅在性疼痛	危険な疾患との区別がしやすい，皮膚・軟部組織，筋骨格系や体表臓器由来の疼痛
急性疼痛	新たに出現した疼痛であり，慢性疼痛よりも危険な状態であると（診断のための精密検査を行う前に）診断される可能性が高い疼痛
慢性疼痛	同じパターンの症状を示す，周知の持続性もしくは反復性の疼痛症候群

疼痛による緊急度（成人）

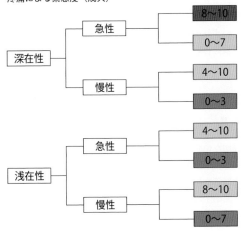

〔総務省消防庁：緊急度判定プロトコル Ver. 3（救急現場）．2020，pp6-7，10-12．より引用・改変〕

表Ⅷ-4　**MIST**

M （Mechanism）	発症様式
I （Impairment）	症状（身体所見）
S （Sign）	バイタルサイン
T （Time／Treatment）	発症時刻，医療機関到着時間，行った処置，既往・現病歴，内服薬など

3) PEMEC と医療機関選定基準

　「緊急度判定プロトコル Ver.3（救急現場）」は，地方自治体などにおいて，救急搬送のシステム構築や消防職員の教育目的に限り使用が認められているもので，救急現場において，さまざまな病態を有する傷病者の緊急性を的確に判断し，適切な搬送先選定・搬送方法につなげていくことを目的としている。現在は，地域の医療機関選定基準（傷病者の搬送及び受入れの実施に関する基準）と併せて，緊急度判定の基準が各自治体によって策定・運用されている地域もあり，これまで救急隊員および救急救命士の経験，技能に大きく依存していた救急救命処置と医療機関選定の客観的な基準が整いつつある。すでに緊急度判定の基準や緊急度判定プロトコルが運用されている地域では，運用しているシステムに PEMEC アルゴリズムを適用するなど，弾力的に活用するとよい。

　一方，緊急度判定プロトコルにより緊急度が低いと判定される場合もある。その場合には，自力での医療機関受診や，患者搬送事業者などによる受診を勧めるものの，不搬送となる場合がある。いずれの判定結果においても，傷病者や家族・関係者に対して十分な説明と情報提供を行い，それらの内容を詳細に記録することが必要である。説明や同意に長時間かかる場合や同意が得られない場合は，速やかに搬送を行うことも考慮する。

2 ┃ ファーストコール

　医療機関への迅速な連絡と適切な情報提供は，すべての救急搬送において重要である。情報提供の要点（MIST）を表Ⅷ-4 に示す。医療機関はファーストコールの情報を基に，必要と考えられる処置や検査，治療を含む受け入れ体制を整える。医療機関において遅滞なく治療を開始するためには，病態や緊急度を含む傷病者情報を正確に伝えることが求められる。必要に応じてセカンドコールを行い，傷病者情報の伝達に努める。

三次救急医療機関	• 内因性ロード＆ゴーを宣言 • 緊急度判定基準で「赤1」の場合 • 重症および複数の診療科領域にわたるすべての重篤な傷病者
集中治療が可能な医療機関 二次救急医療機関	• 緊急度判定基準で「赤2」の場合 • 入院治療を必要とする重症の傷病者 • 緊急度判定基準で「黄」「緑」の場合
初期救急医療機関	• 緊急度判定基準で「緑」「白」の場合 • 比較的軽症の傷病者
急性冠症候群（ACS）が疑われ，ST上昇型心筋梗塞（STEMI）の可能性がある場合	
再灌流療法が実施できる施設	• 発症から再灌流達成＜120分 • 救急隊接触から血栓溶解薬静脈内投与＜30分 • 救急隊接触からPCI（経皮的冠動脈インターベンション）＜90分
脳卒中が疑われ，超急性期の脳梗塞の可能性がある場合	
血栓溶解療法（t-PA療法）が実施できる施設 CTおよびMRIでの診断が早急に実施できる施設	• 発症後4.5時間以内 • 発症後数時間以内の可能性があるが不明な場合
機械的血栓回収療法が実施できる施設	• 主幹動脈部の急性閉塞が疑われる場合

3 医療機関の選定

　医療機関の選定は，原則として傷病者の緊急度・重症度に基づいて行うことが望ましい。しかし，救急救命士の経験や知識と技能によって重症度の評価は異なる。選定した医療機関も必ずしも受け入れ可能ではない。医療機関までの距離が遠いなど，医療機関選定はさまざまな問題を抱えている場合が多い。現実には，救急隊員や救急救命士の判断だけに依存する医療機関選定には限界があることから，現在は傷病者の搬送および受け入れを円滑に行うための医療機関選定基準（傷病者の搬送及び受入れの実施に関する基準）を都道府県が策定して，これを運用している。同時に，「緊急度判定プロトコル」の運用も開始されており，医療機関選定の根拠となる緊急度判定の標準化に向けて体制が整いつつある。したがって，PEMECにおける医療機関選定の目安は，あくまで医学的適応の一例であり，各自治体における二次医療圏や医療機関の特性に合わせて運用されている医療機関選定基準を否定するものではない。医療機関選定の目安を表VIII-5に示す。

IX 車内活動

　車内活動とは，傷病者を車内収容した直後から医療機関到着までに行う活動をいう。救急現場で行えなかった観察や，バイタルサイン測定などの身体観察（継続観察／重点観察）を行う。

1 車内収容時の対応

- 酸素切り替え
- モニター切り替え，12誘導心電図測定（必要時）
- バイタルサイン測定
- 医療機関選定とファーストコール（現場で行っていない場合）
- 内服薬，お薬手帳，母子健康手帳，診察券の持参
- もっとも情報を有している関係者の同乗

2 継続観察

- A・B・C・Dの再評価
- 各種モニター情報の再評価
- 原因，症状の再評価
- 行った処置の再評価

　内因性ロード＆ゴーを宣言して途中のStepを中断・省略した場合であっても，車内において時間が許すかぎり情報収集とバイタルサイン測定を行って傷病者の病態

表IX-1　**継続観察のポイント**

項　目	ポイント
全　身	自覚症状の変化，ショック症状の出現
意　識	意識レベルの変化
呼　吸	異常呼吸の出現，チアノーゼ，呼吸音の減弱
	異常音の発生や増強，呼吸音の減弱，SpO_2値の変化
循　環	頻脈，徐脈，血圧の変化および左右差，不整脈，頸静脈怒張，心音の減弱（観察は難しい）
中枢神経系	共同偏視などの異常，瞳孔の左右差，対光反射の消失などの出現
	運動麻痺の出現・進行

理解を深め（Step 3），包括的な判断を行う努力を継続する（Step 4）。現場で全身観察／重点観察を中断・省略した場合は，できるだけ車内において全身観察／重点観察を行う。傷病者の状態や病態が変化した場合は，必要に応じて初期評価（Step 2），バイタルサインの測定（Step 3），または身体観察（Step 5）を行う。傷病者の状態が安定している場合であっても，症候に基づいて継続観察を行う。

　継続観察のポイントを表Ⅸ-1に示す。緊急度が高い傷病者や，急変時，長時間搬送時は，セカンドコールを行って傷病者の状態を報告することが望ましい。輸液プロトコルやブドウ糖投与プロトコルを適応した場合（p.37，図Ⅵ-1・2参照）は，血糖再測定や輸液速度の指示を確認する。内因性ロード＆ゴーの適応とはならないが，バイタルサインの異常や脳ヘルニアなどの急変を生じやすい病態，重篤な後遺症を生じやすい病態では，緊急安静搬送を適応して傷病者の安静を保ち，頻回の意識確認や圧迫（痛み）刺激などを避けて搬送する。

X チームワーク

1 ブリーフィング

　ブリーフィングの原義は，簡単な報告・指令，または報道機関などに対して行う簡単な事情説明のことである。救急隊活動においては，救急出動後，現場に到着するまでに隊長を中心として全員で，ブリーフィングによって以下を簡潔に確認する。

①情報共有：通報内容から予測される現場の状況，傷病者の状態，予測される病態・傷病名などを隊員間で確認する。現場状況が危険を伴う可能性のある場合には，活動開始までに評価するべき安全情報も確認しておく。

②役割分担：現場到着後の役割を明確にし，到着までに活動をシミュレーションしておく。

③活動内容と現場滞在時間：搬送開始までの時間を無駄にしないよう，目標とする現場滞在時間，現場での病院前救護の内容についても方針を共有しておく。

2 役割分担と再配分

　以下を目的として役割分担と再配分を行う。

①役割分担：救急隊長，隊員，機関員の3名による通常の救急隊活動は，活動基準に従って，観察や処置，情報収集を効率的に行う。そのためには，各隊員の役割を明確化し，隊長が適切な指示を出しつつそれぞれの隊員が役割を分担して同時並行で活動する。

②再配分：役割に対する個人の経験や能力の不足などにより，負荷が隊員間で偏る場合，隊長は，役割を再配分して最善の活動となるよう修正する。

3 リーダーシップ

　救急隊長のリーダーシップはチームとしての効果的な現場活動においてのみならず，現場活動以外においても重要である。

①現場活動：傷病者の評価を基に，どのような現場処置を実施するのか，搬送をいつ行うのかといった意思決定を行い，隊員にそれらを明確に伝えて円滑な活動を目指す。隊長ではなく隊員が救急救命士の場合，傷病者に対する観察・判断・処置については救急救命士が主体的に実施する。

②現場活動外：帰署後のデフュージングやトレーニングなどを通じて人的資源を育成していくこともリーダーの役割であり，救急業務や組織の充実につながる。

4 | コミュニケーション

救急現場での活動を最善のものとするために，隊員間において，または医療機関との良好なコミュニケーションを心がける。

1) 隊員間

リーダーである隊長は，相手を明確にした指示を出すとともに，隊員は指示内容を了解したことを反復し，終了したことも報告する。隊員間で状況認識，活動方針を明確にできるよう，常に声を出しながらコミュニケーションを図る。この際，傷病者や関係者と救急隊員との信頼関係を築くことに加え，隊員間の信頼関係も重要である。指揮命令系統を明確にするという目的によって，命令口調になりがちであるが，現場の状況に応じて，落ち着いた丁寧な言葉遣いで指示することも必要である。隊員への医学専門用語や略語の使用は，普段の訓練やコミュニケーションで確認できているレベルに限定する。コミュニケーション不足によるチームワークの乱れは，イライラした態度や言葉となって現れ，活動中の大きな事故や傷病者からの苦情につながることもある。

2) 搬送先医療機関

搬送先医療機関への連絡においても簡単明瞭な情報伝達を心がける。PEMEC では内因性ロード＆ゴーなどの状態を示す用語のほか，BAGMASK，MIST など情報の収集や伝達に際しての便利な簡略記号を用いることで，漏れなく簡潔に情報伝達することを推奨している。伝達内容については，Step 6 の「評価・ファーストコール・特定行為」（p.53）を参照のこと。

5 | デフュージングとデブリーフィング

救急隊員による活動後の意見交換の機会として，デフュージング（一次ミーティング）とデブリーフィング（二次ミーティング）がある。

1) デフュージング

原義は，爆弾を解除することであり，転じて，原因を低減または除去することにより，困難または危険な状況を平穏にすることを意味する。救急隊活動においては，ストレスの発散や軽減を目的に，現場からの帰署途上や帰署後できるだけ早い時期に，隊ごとの自由な会話の形で実施する。

2) デブリーフィング

　災害による事態が終息した後，自分自身の考えを少し整理できたころに，同程度の心的外傷を受けた隊員を対象に心理学の知識をもった人の主導で出動した災害現場の活動を討論し，ストレスを緩和するものである。しかし，心理学的デブリーフィングの急性期での専門的介入（治療介入）では，1回で終了する場合には心的外傷後ストレス障害（post traumatic stress disorder；PTSD）の予防に有効とはいえないことも報告されている。救急隊の救急業務においては，事実確認や情報共有という面でグループミーティングを利用する価値がある。感情を吐露させるのではなく，何が起こったかを確認し，組織としての対処や今後注意するべき点を知らせることは重要で，点呼や申し送り，あるいは活動報告などの場で行うことは大きな意味があると考えられる。

PEMEC のシミュレーショントレーニング

　PEMEC の和名「症候別救急疾患病院前救護」は，救急疾患に対する救急隊員の活動起点が傷病者の症候であることを示している。PEMEC のシミュレーショントレーニングは，救急隊員の傷病者救護において，多彩な症候に対応するための実用的で整理された「引き出し」，すなわち臨床推論の技法を活用するためのパターン認識の強化を支援する。

1　シミュレーショントレーニングの意義

　医療の進歩に伴い，救急救命士の救急現場における対応は，新たな特定行為が追加されるなど高度化かつ複雑化し，一方で現場の状況は多様であり，厳しい時間的制約がある。これらの条件下で，チームによる円滑かつ迅速な評価，判断，行動による最善の活動を行うためには，種々の事前準備が必要となり，用いる資器材，物品などとは別に，知識，知的技能，運動技能，態度の各要素を含む個人またはチームとしての総合的な対応能力が必要となる。その修得において，シナリオに基づいたシミュレーショントレーニングは有効な学習法の一つである。トレーニングでは明確な学習目標を掲げ，達成度の評価を行い繰り返すことで，知識，技能，態度が向上する。

　シミュレーショントレーニングの説明については，PEMEC のホームページ[1]も参照されたい。

2　PEMEC のトレーニングシナリオ

　本書では，16 の症候について合計 34 のシナリオを作成した（表XI-1）。各シナリオには，救急隊員による内因性を主体とした救急疾患について 7 つの Step に沿った病院前対応が示され，特定行為はもとより，内因性ロード＆ゴーによるアルゴリズム変更や PSLS，PCEC への移行，および PACC を念頭に置いた対応も盛り込まれている。

3　ケースマップ

　トレーニングシナリオの表記には，PSLS，PCEC のガイドブックと同様にケースマップ（CM）を用いた。病院前の医療活動において必要な行為を単語，数値また

	症　候	Case No（頁）	診　断	内因性ロード＆ゴー			移　行
				宣言の Step	Step 変更	特定行 為	
1	痙攣	1a （p.83）	症候性てんかん				PCEC
		1b （p.84）	痙攣性てんかん重積状態（症候性てんかん）	Step 2	○		（PCEC）
2	頭痛	2a （p.90）	ウイルス性髄膜炎				
		2b （p.91）	くも膜下出血（破裂脳動脈瘤）	Step 3	○		PSLS
3	めまい・ふらつき	3a （p.98）	低血糖性意識障害			ブドウ糖	PCEC
		3b （p.99）	脳ヘルニア（重症小脳出血）	Step 2	○		PSLS
4	しびれ・麻痺	4a （p.106）	ラクナ梗塞				PSLS
		4b （p.107）	心原性脳塞栓症（脳主幹動脈閉塞症）				PSLS
5	呼吸困難	5a （p.114）	自然気胸				
		5b （p.115）	上気道閉塞（急性喉頭蓋炎）	Step 2	○		
6	動悸	6a （p.121）	発作性心房細動				
		6b （p.122）	心原性ショック（不安定な心室頻拍）	Step 2	○		
7	胸痛	7a （p.128）	狭心症（冠攣縮性）				（PACC）
		7b （p.129）	心原性ショック（急性心筋梗塞）	Step 2	○		（PACC）
8	背部痛	8a① （p.136）	尿管結石				
		8a② （p.137）	急性大動脈解離（Stanford B）				
		8b （p.138）	急性大動脈解離（Stanford A）	Step 2	○		
9	腰痛	9a （p.144）	腰椎捻挫（ぎっくり腰）				
		9b （p.145）	出血性ショック（腹部大動脈瘤破裂）	Step 3	○	輸液	
10	体温異常	10a （p.152）	Ⅱ度熱中症				
		10b① （p.153）	偶発性低体温症による心停止	Step 2	○		CPA
		10b② （p.154）	敗血症性ショック（急性腎盂腎炎）	Step 3	○	輸液	
11	固形異物誤飲	11a （p.161）	食道内異物（PTP シート誤飲）				
		11b （p.162）	肉塊による気道閉塞	Step 2	○		
12	悪心・嘔吐	12a （p.168）	小脳梗塞				PSLS
		12b （p.169）	敗血症性ショック（絞扼性腸閉塞）	Step 3	○	輸液	
13	腹痛	13a （p.176）	アニサキスによる食中毒				
		13b （p.177）	循環血液量減少性ショック（上腸間膜動脈塞栓症）	Step 2	○		
14	喀血・吐血	14a （p.182）	上部消化管出血（胃がん）				
		14b （p.183）	大量喀血による呼吸不全（気管支拡張症）	Step 2	○		
15	下痢	15a （p.189）	アナフィラキシー（サバ食後）				
		15b （p.190）	循環血液量減少性ショック（感染性腸炎）	Step 2	○	輸液	
16	下血・不正性器出血	16a （p.196）	虚血性腸炎				
		16b （p.197）	出血性ショック（流産）	Step 2	○	輸液	

出血性ショックは循環血液量減少性ショックに，敗血症性ショックは血液分布異常性ショックに各々含まれる

は短いフレーズで表現してエレメントとし，これらのエレメントが，活動項目を縦軸に，行う順序を横軸にしたフレームの中に配置されている。CM の中で，シナリオは上から下，左から右へと進行する。

ケースマップの利点

　ケースマップを用いることで，①シナリオ全体の俯瞰，②異なるシナリオの比較，③同じタイミングでの隊員の複数行為を併記する，④各 Step の記載内容の順序を一セットとして変更する，⑤エレメントの比較・変更，などが容易となる。

ケースマップ内の略語・表現

- L&G：ロード＆ゴー
- 瞳孔：数字は右瞳孔径（mm）／左瞳孔径（mm），P・S・N は各々対光反射が，迅速，緩慢，消失を示す（例：2 S／5 N は瞳孔径が右 2 mm／左 5 mm，対光反射が右緩慢／左消失）。
- Glasgow Coma Scale（GCS）の表記：E は開眼，V は言語反応，M は最良の運動反応を示す。
- 第 1 報，第 2 報，第 3 報：各々ファーストコール，セカンドコール，サードコールを意味する。

4 | トレーニングの進め方

　トレーニングの実施にあたっては新型コロナウイルス感染症（COVID-19）をはじめ，感染症対策の入念な準備を行い，模擬活動に十分なスペースを確保する。トレーニングの代表的なコーススケジュール例を表XI-2 に，模擬活動のローテーション例を表XI-3 に示す。トレーニングの詳細について以下に述べる。

シナリオの選択

（1）シナリオ数

　通常のコースにおいては開催者側が 16 の症候（表XI-1）に掲載された 34 個のシナリオから 6 症候について各々 1 個ずつ，計 6 個を選択する。

（2）シナリオの選択

　各シナリオの学習目標（そのシナリオで何をポイントとして学ぶか）を明確にしたうえで，緊急度，疾患の種類，特定行為，内因性ロード＆ゴーを宣言するタイミングなどを考慮し，バランスよく決定する。

表XI-2　PEMEC コーススケジュールの一例

時　　間	分	内　　容
9：30～9：45	15	スタッフミーティング
9：45～10：00	15	受講者受付
10：00～10：10	10	コース説明
10：10～10：40	30	講義
10：40～11：10	30	デモンストレーション
11：10～11：20	10	休憩
11：20～11：50	30	模擬活動練習
11：50～12：20	30	模擬活動1
12：20～13：00	40	昼食・休憩
13：00～13：30	30	模擬活動2
13：30～14：00	30	模擬活動3
14：00～14：15	15	休憩
14：15～14：45	30	模擬活動4
14：45～15：15	30	模擬活動5
15：15～15：45	30	模擬活動6
15：45～16：00	15	休憩・移動
16：00～16：30	30	ポストテスト
16：30～16：40	10	全体振り返り

表XI-3　模擬活動ローテーションの一例

時　　間	内　容	A班	B班	C班	D班	E班	F班
11：20～11：50	模擬活動練習	ブース1	ブース2	ブース3	ブース4	ブース5	ブース6
11：50～12：20	模擬活動1	ブース1	ブース2	ブース3	ブース4	ブース5	ブース6
12：20～13：00		昼食・休憩					
13：00～13：30	模擬活動2	ブース2	ブース3	ブース4	ブース5	ブース6	ブース1
13：30～14：00	模擬活動3	ブース3	ブース4	ブース5	ブース6	ブース1	ブース2
14：00～14：15		休憩					
14：15～14：45	模擬活動4	ブース4	ブース5	ブース6	ブース1	ブース2	ブース3
14：45～15：15	模擬活動5	ブース5	ブース6	ブース1	ブース2	ブース3	ブース4
15：15～15：45	模擬活動6	ブース6	ブース1	ブース2	ブース3	ブース4	ブース5
15：45～16：00		休憩・移動					

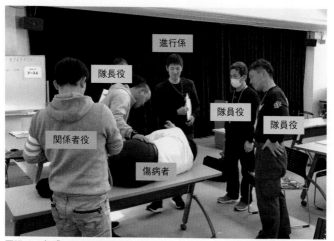

図XI-1　各ブースでの模擬活動
▓：受講者，▓：インストラクター

(3) その他のシナリオ

6個の中に選ばれなかったシナリオについては，振り返りの場面（後述）において，用いたシナリオと内容を比較するなどの目的で提示することも考慮する。

スタッフの配置と役割

原則として，専任のブース長と他のインストラクター2人の計3人で1つのブースを形成し，1つの症候を担当する。各ブースでは，シナリオに沿ってインストラクター1名が進行係として現場での状況設定や傷病者の状態に関する情報を提供し，他の2名が傷病者役と家族などの現場関係者役，または時間管理などによる進行係のサポートを行う。

(1) 受講者の役割

受講者は3人または4人が一組となり，6つのブースを順に回る。3人（または4人のうちの3人）の受講者は隊長役1人と隊員役2人になり，チームとして現場活動を行う。

(2) 模擬活動の実際

受講者の3人は進行係の提示に従い，隊長役が中心となって模擬活動を開始する。活動中，受講者は傷病者の観察で得られた所見，関係者から問診で得た病歴など，または進行係から付与された情報から，傷病者の病態を総合的に評価し，搬送先医療機関の選定および情報の伝達，指示要請，必要な処置を実施する（図XI-1）。

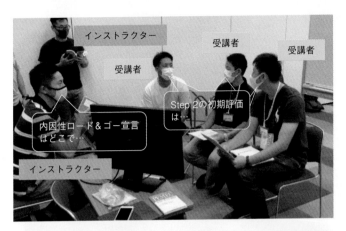

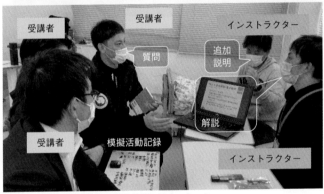

図XI-2　模擬活動後の振り返りやディスカッション

（3）振り返り

　模擬活動後は受講者とインストラクターの全員で振り返りを行い，実施した模擬活動について意見を交換し，スライドや本ガイドブックなどを利用して重要なポイントを共有する（図XI-2）。

文　献

1）日本臨床救急医学会：PEMEC.
　　http://jsem.me/training/pemec.html

1. 痙　攣

1 「痙攣」と聞いたらこれだけは忘れない

- A（気道），B（呼吸），C（循環）の評価を最優先する。
- 目撃者から痙攣の様式，持続時間，既往歴，内服歴などを確認する。
- 転倒などによる二次的な外傷を見落とさない。
- 非痙攣性てんかん重積状態では意識障害下の凝視，共同偏視，異常言動などに留意する。

2 緊急度の高い疾患・病態

- 呼吸状態に変化が出た場合は緊急性が高い。
- 意識の回復なしに痙攣を繰り返す，または5分以上の痙攣は痙攣重積発作と判断する。
- 低血糖で痙攣を生じることがあるため，糖尿病の治療歴を確認する。

本症候に関連する疾患の特徴，緊急度と搬送先医療機関の目安を表XI-4 に示す。

3 評価と対応

Step 1：状況評価

　通報の際に「痙攣」の症候がある場合は，現場関係者から，痙攣持続の有無，また呼吸・循環の異常と意識障害の有無を確認する。異常があれば内因性ロード＆ゴーの適応を念頭に置き，迅速に初期評価に移る。

Step 2：初期評価

　全身性の痙攣が継続し，呼吸・循環の評価が困難な場合は，高濃度酸素投与を開始して内因性ロード＆ゴーを宣言し，Step 6 に移行する。痙攣発作後の昏睡で，舌根沈下による気道狭窄を呈している場合も高濃度酸素投与を開始して内因性ロード＆ゴーを宣言し，Step 6 への移行後，痙攣の再発に備える。

　痙攣・てんかん発作には意識障害を伴うものと伴わないものがある。痙攣後は麻痺や意識レベルの低下が遷延することが多い。

表XI-4　痙攣

疾患など	疾患のポイント（特徴や所見）	緊急度			搬送先医療機関		
		緊	準	搬	三次	各専門	その他
周産期の脳症	出産，産科治療歴					○	
先天奇形	治療歴					○	
感染症（髄膜炎，脳炎）	発熱，意識障害，項部硬直				○	○	
頭部外傷	外傷の既往				○	○	
くも膜下出血	激しい頭痛，嘔吐，意識障害，髄膜刺激徴候（項部硬直は発症直後なし）				○	○	
脳出血	頭蓋内圧亢進症状(意識障害，嘔吐)，神経局在徴候（片麻痺，失語など），高血圧，抗凝固薬内服				○	○	
脳梗塞	上肢血圧の左右差，四肢麻痺，不整脈					○	
てんかん	治療歴					○	
代謝性疾患（電解質異常）	発熱，四肢の硬直や筋肉痛					○	
代謝性疾患（肝性脳症）	既往歴，アンモニア臭					○	
代謝性疾患（低血糖）	意識障害，麻痺，発汗，糖尿病					○	
脳腫瘍	悪心・嘔吐，痙攣，意識障害，起床時の頭痛，転移性腫瘍					○	
熱性痙攣	発熱					○	

　また，重積状態であるかどうかの判断が重要である。痙攣が5分以上持続するか，意識が回復しない状態で痙攣が反復すれば，重積状態と判断する。痙攣がなくても意識障害，眼位の異常を認めれば発作が続いていると判断する。重積状態では，早急に処置しなければ脳障害による後遺症や生命の危険が生じるため緊急性が高く，迅速な呼吸・循環の評価と処置が必要となる。

Step 3：情報収集およびバイタルサインの測定

　痙攣の目撃者がいた場合は，どのような発作（部分発作か全身発作，間代性か強直性）であったかを聴取する。初回発作および神経症状を伴う場合は，原因検索が重要となる。

　痙攣の原因としては，頭部外傷，脳卒中，髄膜炎・脳炎，代謝性疾患（低血糖，

電解質異常など），アルツハイマー型認知症などが重要である。傷病者の年齢は原因の推定に役立つ。

既往歴では，てんかん，脳血管障害，頭部外傷，脳腫瘍，精神疾患の治療歴と内服歴（抗痙攣薬，糖尿病薬など）やアルコール飲酒歴を確認する。代謝性疾患や末梢神経系疾患では，既往歴や発作前のエピソードが重要である。

発作の性状や持続時間，過労や睡眠不足などの社会歴について現場で情報収集を行い，てんかんの家族歴も確認する。

Step 4：判　断

意識障害を認めた場合はPCEC，脳卒中を疑う場合はPSLSへの移行を判断する。その際，発症時刻を確認し，不整脈の有無に注意する。傷病者の状況から低血糖が疑われるときは，ブドウ糖投与プロトコルの適応（p.37，図VI-2参照）を判断する。

Step 5：全身観察／重点観察

全身観察と神経学的観察を実施する。顔面，四肢では部分発作の有無，頭部，顔面，口腔，四肢などでは外傷の有無を確認する。

また，麻痺や不随意運動の有無などの神経症状を確認する。発作後に一過性の運動麻痺が続くことがある（トッド麻痺）。非痙攣性てんかん重積状態にも注意する。

Step 6：評価・ファーストコール・特定行為

緊急度・重症度が高い場合は，三次医療機関または脳卒中（神経系）専門医が常時対応でき，入院管理と頭部CTまたはMRI検査の可能な医療機関に搬送する。小児の痙攣では小児科医，子癇が疑われるときは産婦人科医による対応が可能な医療機関の選定が望ましい。てんかん発作の診断で通院加療中であり，痙攣が完全に消失し，かつ「いつもの発作」と判断できる場合はかかりつけ医療機関への搬送も選択肢の一つとなる。

気道確保や人工呼吸は，痙攣中は困難な場合があるが，嘔吐の誘発や胃膨満をきたさないよう留意しつつ試みる。また，誤嚥防止のため必要に応じて口腔内を吸引し，同時に嘔吐への準備も整えておく。発作中に咬舌防止を目的としてバイトブロックなどを無理に口に入れたり，咬ませたりしてはならない。

Step 7：車内活動

痙攣がいったん頓挫していても，搬送中に痙攣発作が再発することがあるので，

継続的に傷病者を観察する。痙攣が止まっている場合は，バイタルサインの確認，心電図や経皮的動脈血酸素飽和度（SpO_2）をモニターし，他の随伴症状の有無を確認する。症状の変化，バイタルサインやモニターの変化があった場合は，気道，呼吸，循環の再評価を行い，安定化に努め，必要に応じてセカンドコールを行う。

痙攣発作中は呼吸が停止することがあるため，補助換気や人工呼吸を速やかに施行できるように準備しておく。

4 少し詳しい知識として

てんかんと全身性痙攣

（1）てんかんとは

WHO（世界保健機関）やILAE（国際抗てんかん連盟）などが定義するてんかんの共通項は以下の3つである。

①慢性的な脳の障害である。

②大脳の神経細胞が過剰に興奮することで発作が生じる。

③発作を繰り返す。

痙攣は，意識消失，部分的な体動やこわばり，発語困難などとともにてんかん発作時に認められる症候の一つである。

（2）てんかんのタイプ分類と情報収集の重要性

てんかんのタイプを分ける基準は主に2つある。1つは，全般か部分かで，全般は脳全体が一気に過剰な興奮状態に陥るタイプ，部分（局在関連）は脳の特定の部位から発作が始まるタイプで，そのまま終わる場合と二次性に脳全体に広がる場合がある。もう1つは，症候性か特発性かで，症候性は脳梗塞や外傷など脳の障害により二次的に生じるタイプ，特発性は脳に病変がなく脳の興奮しやすい体質，素因が関与しているタイプである。この2つの基準により，てんかんは大まかに以下の4つのタイプに分かれる。

①症候性部分てんかん：側頭葉てんかん，後頭葉てんかんなど。二次性全般化発作（例：外傷性てんかん，脳卒中後のてんかんなど）

②特発性部分てんかん

③てんかん性脳症（症候性全般てんかん）：ウエスト症候群，レノックス・ガストー症候群など

④特発性全般てんかん：小児欠神発作，若年ミオクロニーてんかんなど

これらは治療法や予後が異なるため，治療においては区別することが重要となる。これらの区別，およびてんかんと後述する他の全身性痙攣を生じる疾患との鑑別において，目撃者，家族などの関係者，本人からの情報が重要な手がかりとなる。情報収集のポイントは，目撃者からは，発作前の本人の状況，発作の起こり方，傷病

者の顔色，呼吸，体幹・四肢の状態や発作の推移，回復までの発作持続時間，関係者や本人からは，既往歴，内服歴，家族歴，前兆，発作時の記憶などである。

(3) 全身性痙攣

てんかんとの鑑別を要する全身性痙攣を以下に示す。

①脳の異常興奮（てんかんと類似）：熱性痙攣，代謝疾患，中毒，薬剤

②一過性全脳虚血：痙攣性失神

③毒素による神経・筋の過剰興奮：破傷風の後弓反張

④精神疾患：心因性非てんかん性発作

参考文献

1) 中里信和・監：「てんかん」のことがよくわかる本．講談社，東京，2015.
2) 日本救急医学会・監：救急診療指針．改訂第5版，へるす出版，東京，2018.
3) 辻省次，宇川義一・編：てんかんテキスト New Version（アクチュアル 脳・神経疾患の臨床）．中山書店，東京，2012.

5 | ケースシナリオ

Case 1a：症候性てんかん

◆シナリオの解説と病院前活動のポイント

突然の痙攣でハイリスク症候と判断したが，Step 2の初期評価では痙攣は頓挫しており，呼吸状態も安定していたため，内因性ロード＆ゴーの判断は行わなかった。Step 3の情報収集で，抗痙攣薬を所持しており，症候性てんかんと推定し，PCECへ移行した。発作後の症状として見当識障害が残存し，発作時の記憶はなかったが，周囲の目撃者の情報とStep 5の全身観察から外傷の可能性はないと判断し，かかりつけの二次医療機関に搬送となった。搬送中は痙攣の再発に注意した。

◆病院到着後の経過

病院到着後，意識が回復した本人からの聴取で怠薬気味であることが判明した。内服中の抗痙攣薬について血中濃度の血液検査後，同薬を点滴静注した。内服の重要性と薬剤の特徴を説明し，入院せずに家族と共に帰宅した。

◆最終診断

症候性てんかん

Case 1b：痙攣性てんかん重積状態（症候性てんかん）

◆シナリオの解説と病院前活動のポイント

覚知の段階で痙攣が持続していたため（R2），重積発作を疑い，ハイリスク症候

と判断した。Step 2の初期評価で全身性痙攣の重積状態により呼吸不全（赤1）が続いたため，内因性ロード＆ゴーを宣言した。気道確保と酸素投与を行いながら，Step 6へ進み，既往の頭部外傷と内服薬を確認することで症候性てんかんを疑った。車内収容後に痙攣は頓挫しチアノーゼは消失したが，共同偏視を認め昏睡が継続しており（赤1），非痙攣性てんかん重積状態の可能性があると判断した。また，糖尿病の既往があり，血糖値を測定して低血糖を否定し，痙攣の再発に注意しながら補助換気を継続して三次医療機関へ搬送した。

　てんかん重積状態では痙攣を速やかに頓挫させることが重要となるため，情報収集とともに搬送準備に取りかかる必要がある。また，低血糖により痙攣発作を生じる場合があるため，糖尿病の既往があり，低血糖の可能性が高ければ，地域のメディカルコントロール（MC）協議会などの指示に従い，血糖測定を考慮する。

◆**病院到着後の経過**
　痙攣が継続しており，ジアゼパム投与で痙攣は頓挫し，頭部CTを施行して新規の頭蓋内病変がないことを確認した。抗痙攣薬の調整目的で入院となった。

◆**最終診断**
　痙攣性てんかん重積状態（症候性てんかん）

Case 1a 痙攣 (非内因性 L&G)	Step 1 状況評価		Step 2 初期評価					Step 3/4 情報収集&バイタルサイン （イン/判断）	Step 5 重点観察 (PCEC)	Step 6 評価・第1報・特定行為	Step 7 車内活動
時刻	覚知 11：00	現場 11：10	気道	呼吸	循環	橈骨動脈触知	中枢神経系	11：15	11：20	11：25	11：30
活動場所		現場								車内	車内
バイタル／モニター RR								18			12
SpO2								96			90
PR/HR								112			108
BP								118／76			112／74
BT								37.2			37
観察		居室内安全 教室内で仰臥位にされている	気道開通	呼吸正常	循環良好	橈骨動脈触知良好	JCS 2 GCS E4V4M6 瞳孔 R3 P／L3 P		明らかな外傷なし 四肢麻痺なし 見当識障害継続 健忘あり		JCS 2 GCS E4V4M6 瞳孔 R3 P／L3 P
処置			仰臥位（水平位） →								
情報 収集 単回	学校教員から 通報内容から、[18歳の生徒、授業中に突然痙攣した。口から泡を吹いている] P2 携帯資器材確認		学校教員から「今、痙攣は止まっている。呼びかけにどう〜んと言うが会話はできない」 赤2				非内因性 L&G	B：授業中誘引なく発症 A：なし G：10：55 M：7時ごろ A：自立 S：軽度の悪心 K：抗痙攣薬所持	教員「支えて床に寝かせた。頭を打ったりはしていない」 本人「どうなったのかわからない。薬を飲み忘れていたかもしれない」	<病態・状況の評価> 症候性てんかん疑い M：突然、痙攣出現 I：痙攣は頓挫、程度の悪化、見当識障害 S：安定 T：10：55 発症	
情報 収集 継続	通報内容からハイリスク症候と判断						<判断> 症候性てんかん疑い				
情報 伝達										かかりつけ二次医療機関 関連施設 <第1報/指示要請> MIST 搬送時間15分 養護教員付き添い	<第2報> なし

Case 1b 痙攣（内因性 L&G）

	Step 1 状況評価 覚知	Step 1 状況評価 現場	Step 2 初期評価 気道	Step 2 初期評価 呼吸	Step 2 初期評価 循環	Step 2 初期評価 中枢神経系	Step 6 評価・第1報・特定行為	Step 3/4/5 情報収集&バイタルサイン/判断/全身観察	Step 7 車内活動
活動場所		現場					事内	事内	車内
時刻	18：30	18：40					18：45	18：50	19：00
RR							12	15（補助換気）→	
SpO₂							88	92	98
PR・HR							110	108	98
BP							176／112	160／104	152／86
BT							37.3	37.5	37.5
観察 単回		室内安全 ソファーに臥位で痙攣継続している 赤1	口腔内痰貯留	評価困難 口唇チアノーゼ 赤1	橈骨動脈触知良好 頻脈	全身性の強直性痙攣 JCS 200 GCS E1V1M2 瞳孔 R3P／L3P	舌根沈下 左共同偏視持続 四肢の緊張はやや緩和	GCS E1V1M4 左共同偏視持続 明らかな外傷なし 左側頭部に手術痕 チアノーゼ消失 赤1	GCS E1V1M5 左共同偏視持続
観察 継続									血糖 121 mg／dL
処置		高濃度酸素投入 仰臥位（水平位）→	口腔内吸引→	経鼻エアウェイ→ BVM換気→		内因性 L&G			
情報 収集	通報内容 娘から、「56歳の父が痙攣している」 E2	携行資器材確認					<評価> 痙攣重積 <特定行為> 血糖測定 M：夕食後、くつろいでいるときに痙攣出現 I：痙攣持続、左共同偏視 S：SpO₂ 90%未満 T：高濃度酸素投与、補助換気、エアウェイ挿入、補助換気	B：頭部外傷後遺症、高血圧、糖尿病 A：なし G：18時半ごろ M：18時 A：自立 S：痙攣持続 K：抗痙攣薬、降圧薬、経口糖尿病薬	
情報 伝達		通報内容からハイリスク症候と判断				内因性 L&G	三次医療機関または脳神経系疾患機関選定 MIST 内因性 L&G 傾向き占しい <第1報>	<判断> てんかん重積状態疑い 内因性 L&G 継続 <第2報> 補助換気継続	内因性 L&G 継続

2. 頭　痛

1 ｜ 「頭痛」と聞いたらこれだけは忘れない

- 突然の激しい頭痛は，まず，くも膜下出血を疑う。
- くも膜下出血を疑う場合は，再出血の危険性を考え愛護的に活動する〔緊急安静搬送（Hurry but Gently）〕。
- 血圧上昇，嘔吐，意識レベル低下を認めたら再出血を疑い，脳ヘルニアに備える。
- 眼痛を伴う頭痛では急性緑内障発作も鑑別に入れる。

2 ｜ 緊急度の高い疾患・病態

- 出血性脳卒中（くも膜下出血，脳出血）と一部の脳症，髄膜炎・脳炎は緊急性が高い。
- 軽度の頭痛でも急性発症で神経症状を示すものには脳梗塞も含まれ，緊急性が高くなる。
- 失明が切迫しているという点では緑内障（発作）も緊急度が高い。
- 意識障害，発熱，嘔吐，視野障害，痙攣を伴うもの，急速に悪化する例は緊急性が高い。

本症候に関連する疾患の特徴，緊急度と搬送先医療機関の目安を**表XI-5**に示す。

3 ｜ 評価と対応

Step 1：状況評価

　発症時刻や頭痛から意識障害などに至るまでの時間的経過，意識障害になる前の外傷や痙攣の有無，「突然の頭痛」「運動麻痺」などのハイリスク症候も念頭に置く。
　意識障害を認める場合は，周囲の状況から，嘔吐痕，酸欠（低酸素状態），一酸化炭素や各種有毒ガスの吸引の可能性を確認する。

Step 2：初期評価

　くも膜下出血では呼吸・循環の異常を合併する場合があり，内因性ロード＆ゴー

表XI-5　**頭痛**

疾患など	疾患のポイント（特徴や所見）	緊急度			搬送先医療機関		
		緊	準	搬	三次	各専門	その他
感染症（髄膜炎，脳炎）	発熱，意識障害，項部硬直				○	○	
くも膜下出血	激しい頭痛，嘔吐，意識障害，髄膜刺激徴候（項部硬直は発症直後なし）				○	○	
脳出血	頭蓋内圧亢進症状（意識障害，嘔吐），神経局在徴候（片麻痺，失語など），高血圧，抗凝固薬内服				○	○	
脳梗塞	上肢血圧の左右差，四肢麻痺，不整脈					○	
脳腫瘍	悪心・嘔吐，痙攣，意識障害，起床時の頭痛，転移性腫瘍					○	
椎骨動脈解離	後頭部痛，回転性めまい，嘔吐，運動失調				○	○	
高血圧性脳症	悪心・嘔吐，痙攣，意識障害，視力障害，急激で高度な血圧上昇				○	○	
脳静脈洞血栓症	悪心・嘔吐，痙攣，意識障害，片麻痺，経口避妊薬服用，心疾患（不整脈）					○	
緑内障	片側の激しい眼痛，通常痛みは片側性，眼球結膜の充血，瞳孔散大，対光反射減弱					○	
脳膿瘍	発熱，悪心・嘔吐，痙攣，意識障害，先天性心疾患，慢性頭痛，副鼻腔炎，中耳炎					○	
巨細胞性動脈炎（側頭動脈炎）	視力低下，浅側頭動脈の走行に一致した圧痛，結節，中年以降の女性に多い					○	
慢性硬膜下血腫	嘔吐，意識障害，片麻痺，認知機能低下，頭部の外傷痕，神経局在徴候（片麻痺あるいは認知症で発症あり），高齢者，飲酒歴					○	
球後視神経炎	80％は両側性					○	
副鼻腔炎	鼻漏，時に髄膜炎を合併，視神経への波及により視力低下，下を向くと疼痛増強，鼻部を中心とした激痛，慢性鼻炎，中耳炎					○	
群発頭痛	持続性激痛，片側性，発作性，反復性，拍動性，胃腸症状など自律神経症状，眼球結膜の充血，流涙，鼻漏，縮瞳，眼瞼下垂，男性に多い，深夜・朝					○	
片頭痛	拍動性，通常片側性，羞明，悪心・嘔吐，顔面蒼白，前兆					○	
筋緊張性頭痛	肩や首筋の凝り，日内変動あり，持続性，頭重感，圧迫感					○	
三叉神経痛	三叉神経領域に限局の激烈かつ発作性の電撃痛，持続時間は短い，中年以降の女性に多い，誘発帯あり					○	
後頭神経痛	神経の走行に一致した強い圧痛と知覚過敏，後頭神経に沿った痛み					○	

の適応を念頭に評価と処置にあたる。

　意識障害がある場合は、脳ヘルニア徴候の有無を確認する。くも膜下出血を疑う場合は、再出血のリスクを考え愛護的に観察を行う。

Step 3：情報収集およびバイタルサインの測定

　頭痛を伴う脳梗塞例も存在し、疑ったら血圧の左右差および不整脈の有無を確認する。

Step 4：判　断

　意識障害を認めた場合は PCEC、脳卒中を疑う場合は PSLS への移行を判断し、発症時刻を確認する。くも膜下出血を疑う場合は、緊急安静搬送を心がける。

Step 5：全身観察／重点観察

　全身観察または神経学的評価を中心とした重点観察を実施する。過度な刺激は避けつつも瞳孔の左右差や眼位、結膜充血の評価も行う。

Step 6：評価・ファーストコール・特定行為

　脳卒中を疑う場合、緊急度・重症度を考慮して外科的治療および血管内治療が可能な医療機関を選定する。発症 4.5 時間以内に治療開始が可能な脳梗塞を疑う事例では、t-PA 療法および機械的血栓回収療法の可能な施設を優先する。

　頭蓋内病変を疑う場合は、CT スキャンや髄液検査等の脳神経系の検査および手術などの専門的治療が可能な医療機関を選定する。

　頭痛で発症した傷病者のファーストコールは、脳ヘルニア徴候の有無、発症時刻もしくは最終未発症確認時刻、既往歴、内服薬の情報が重要となる。傷病者が意識障害を有する場合は、情報源となる家族や関係者の同乗をより積極的に依頼し、不在であれば彼らへの連絡を試みる。

　意識障害の傷病者に対して必要と判断したら、血糖測定を行う。ただし、くも膜下出血が疑われる場合は、痛み刺激を加えることになるため、地域のプロトコルに従う。

Step 7：車内活動

　くも膜下出血を疑う場合は、再出血の危険性が高いので、愛護的な搬送を心がけ

る（緊急安静搬送）。その他の急性発症の頭痛においても現場および搬送途上において，バイタルサイン，眼症状，神経徴候の変化を観察する。

　脳ヘルニア徴候を認める場合，頭蓋内圧亢進を悪化させる因子〔低酸素，高二酸化炭素血症，低血圧，頸部（内頸静脈）の圧迫〕，嘔吐や舌根沈下による気道閉塞に注意し，頭位挙上，側臥位搬送，酸素投与などを考慮する。

4 少し詳しい知識として

くも膜下出血

（1）くも膜下出血の症候

　くも膜下出血は悪心・嘔吐を伴う激しい頭痛を典型的な症状として発症し，重症では意識障害を伴う。その程度はさまざまであり，通常搬送中の意識レベルは変化しないか悪化するが，回復する場合もある。治療前の意識レベルがよいほど予後良好である。

（2）くも膜下出血における髄膜刺激徴候

　髄膜刺激徴候である項部硬直，ケルニッヒ徴候，ブルジンスキー徴候は，発症直後では陽性になりにくい。再出血のリスクを考慮すればあえてこれらを確認する必要はない。

（3）神経原性肺水腫と心筋症

　くも膜下出血では，交感神経刺激が原因で神経原性肺水腫やタコツボ心筋症を合併する場合がある。発症に至る病態は，①脳幹への直接刺激，②髄液中の血液に含まれる炎症メディエータの直接刺激の2つが考えられている。交感神経過緊張のため血中ノルアドレナリン（NA）濃度は著しく増加し，著明な高血圧を呈する。血管壁の収縮力増加によって肺胞毛細血管圧が上昇すると，血漿成分が肺胞に漏出するため神経原性肺水腫を生じる。心臓への過剰な交感神経刺激は，神経原性肺水腫，著明なST低下（上昇）を伴う広範囲の心電図変化，タコツボ心筋症，急性左心不全，心室性不整脈を経て心停止をもたらす。

抗凝固薬

　抗凝固薬はその薬剤の種類や服用タイミングによって，脳梗塞に対するt-PA療法の可否に影響を与える。出血性病変に対しては拮抗薬を使用することもあり，内服薬の情報はきわめて重要である。

Case 2a：ウイルス性髄膜炎

◆シナリオの解説と病院前活動のポイント

　頭痛に先行して倦怠感があり、頭痛自体も徐々に悪化したことなどからハイリスク症候とは判断しなかった。Step 2 の初期評価でとくに問題はなく、Step 3 で発熱を認め（赤2）、Step 4 で髄膜炎疑いと判断し、情報収集では、髄液検査に影響するので抗菌薬の内服がないかを確認した。Step 5 の重点観察で項部硬直や体動・振動での頭痛増強を認めることから、髄膜炎の疑いが高くなった。搬送先としては、髄液検査や精査を進めるうえで脳神経系の対応が可能な二次医療機関を選定した。

◆病院到着後の経過

　発熱と髄膜刺激徴候を認め、血液検査で炎症反応が上昇していた。頭部 CT 施行では明らかな異常を認めず、その後の髄液検査でリンパ球優位の細胞数増加を認めた。ウイルス性髄膜炎の疑い診断により、さらなる精査と治療目的で入院となり、抗ウイルス薬と抗菌薬による治療が開始された。

◆最終診断

　ウイルス性髄膜炎

Case 2b：くも膜下出血（破裂脳動脈瘤）

◆シナリオの解説と病院前活動のポイント

　嘔吐を伴う突然の頭痛のため、くも膜下出血を疑い、ハイリスク症候と判断した。Step 2 では傾眠であったが、バイタルサインは安定しており、内因性ロード＆ゴーは宣言しなかった。Step 3 で情報収集中に嘔吐し意識レベルが低下したため、くも膜下出血の再出血と推定し、PSLS として Step 6 へ移行し、速やかに脳神経外科の緊急手術が可能な医療機関にファーストコールを行い、嘔吐による誤嚥や意識障害のさらなる悪化に注意しつつも不要な刺激を極力避け、緊急安静搬送を実施した。

◆病院到着後の経過

　救急外来で降圧薬の持続静注の後、意識レベル低下による舌根沈下に対して鎮静下に気管挿管が施行された。頭部 CT で重症くも膜下出血が明らかとなり、続いて行った造影剤による CT アンギオグラフィーで破裂脳動脈瘤と診断され、緊急開頭クリッピング術が施行された。術後は ICU 入室となった。

◆最終診断

　くも膜下出血（破裂脳動脈瘤）

Case 2a 頭痛（非内因性 L&G）

	Step 1 状況評価		Step 2 初期評価				Step 3/4 情報収集＆バイタイン／判断		Step 5 重点観察	Step 6 評価・第1報・特定行為	Step 7 車内活動
活動場所 時刻	覚知 1：50	現場 2：00	気道	呼吸	循環	中枢神経系	ルフィン／判断 2：10		重点観察 2：20	評価・第1報・特定行為 2：25	車内活動 2：30
		現場								車内	
バイタ ルサイ ンモ ニ ター RR							18				
SpO2							100				
PR／HR							96				
BP							142／72				
BT							38.2 赤2				
観察		居室内安全 玄関で坐位	気道開通	呼吸正常	橈骨動脈触知 良好	JCS 0 GCS E4V5M6 瞳孔 R3 P／L3 P 運動麻痺なし（CPSS）			異常神経所見なし 体動時に頭痛増強 軽度の項部硬直あり 四肢麻痺なし		JCS 0 頭痛継続 異常神経所見なし 新規症状の出現なし
		仰臥位（水平位）→									
処置 単回											
継続											
情報 収集	通報内容 52歳男性本人から、「昨晩22時ごろから頭痛が出現し、改善していない」 携行資器材確認	本人から、「だんだん頭が痛くなってきた。熱は測っていなかった」 息子から「ここ数日きつそうにしていた。こんなことは初めて」					B：数日倦怠感あり、その後、頭痛が出現 A：甲殻類 G：22時ごろ M：20時 A：自立 S：倦怠感・頭痛 K：なし（抗菌薬を含め） O：22時ごろ P：体動時に増強 Q：鈍痛 R：頭部全体、項部 硬直あり S：発熱、悪気感、疼痛スケール7 T：頭痛出現日から3時間、数日前から悪気感		<病態・状況の評価> 頭痛増悪 M：3時間ほど前から、次第に頭痛増強 I：頭痛 S：安定、発熱あり T：処置あり		
伝達	通報内容からトリアージ症候とは判断しない					非内因性 L&G	<判断> 髄膜炎疑い			<第1報・指示要請> MIST 脳神経系の対応が可能な二次医療機関選定 搬送時間15分 息子付き添い	<第2報> なし

Case 2b 頭痛（内因性 L&G）

	Step 1 状況評価 覚知	Step 1 状況評価 現場	Step 2 初期評価 気道	Step 2 呼吸	Step 2 循環	Step 2 中枢神経系	Step 3/4 情報収集&バイタルサイン／判断	Step 6・5 評価・第1報&バイタルサイン／為・重点観察（PSLS）	Step 7 車内活動
活動場所	覚知	現場	現場					車内	
時刻	8：30	8：40						8：50	9：00
バイタルサインモニター RR			24				22	24	20
SpO₂			98				96	92	92
PR／HR			70				82	102	76
BP			127／72				114／78	178／98	122／76
BT			35.5				35.5		
観察		居室ソファで側臥位	気道開通 嘔吐の影響なし	呼吸音正常	橈骨動脈触知 良好	GCS E3V4M6 瞳孔 R3 P／L3 P CPSS陰性	噴水状の嘔吐あり JCS 30 赤1	呼吸音正常 GCS E2V2M4 瞳孔 R3 P／L3 P ドロッピングテスト陰性	GCS E2V2M4 嘔吐・誤嚥なし
処置 単回		室内安全 居室ソファで側臥位	仰臥位（水平位）→				口腔内吸引	口腔内吸引	口腔内吸引
処置 継続							リザーバーマスク6L／分 →	リザーバーマスク10L／分 →	リザーバーマスク10L／分
情報 収集	通報内容 父親から、49歳の父親が突然頭が痛いと言い、吐いている ぶつけたりはしていない R2 携行資器材確認	通報内容 父親から「こんなことは初めてで、倒れたり頭をぶつけたりはしていない」 赤2					B：突然発症の後頭部痛、既往に高血圧症・腰部脊柱管狭窄症 A：なし G：7時半頃 M：自立 S：頭痛、嘔吐 K：降圧薬	<評価> <も膜下出血（再出血）疑い> <特定行為> M：会話中突然の頭痛、現場で意識レベル低下 I：頭痛、嘔吐、JCS 30 S：安定、やや頻呼吸 T：酸素6L／分	O：会話中突然 P：不明 Q：今まで経験のない R：後頭部 S：嘔吐、意識障害、疼痛スケール10 T：8：25ごろ発症
情報 伝達	通報内容からハイリスク症候と判断	ハイリスク症候と判断				非内因性L&G	<判断> <も膜下出血（再出血）疑い> PSLSへ移行 三次医療機関 内因性L&G	<第1報> MIST 内因性L&G 搬送時間15分 緊急安静搬送	<第2報> 高濃度酸素投与 意識レベル変化なし 内因性L&G継続

3. めまい・ふらつき

1 「めまい・ふらつき」と聞いたらこれだけは忘れない

- 頭痛，起立困難，神経症候を伴うものは脳卒中を疑う。
- 胸痛，血圧低下，不整脈を伴うものは循環器系疾患を疑う。
- 耳鼻咽喉科や神経系以外に内科，精神科，外傷／中毒性など広範囲の領域が含まれる。

2 緊急度の高い疾患・病態

- 循環器系：アダムス・ストークス症候群，急性冠症候群，急性大動脈解離など
- 中枢神経系：脳卒中（小脳，脳幹梗塞，出血）
- 消化器系：消化管出血，下痢・嘔吐による高度脱水
- その他：低血糖，急性薬物中毒など

本症候に関連する疾患の特徴，緊急度と搬送先医療機関の目安を表XI-6 に示す。

3 評価と対応

Step 1：状況評価

通報の際に「めまい・ふらつき」の症状を訴える傷病者は，内耳の異常以外に心血管系，中枢神経系の疾患を有している場合があるため，胸背部痛，動悸，運動麻痺，言語障害，意識障害などの随伴症候に注意する。

Step 2：初期評価

循環器系，呼吸器系，消化器系の各疾患では，低血圧を示す場合がある。中枢性疾患では，呼吸回数，呼吸様式など，異常呼吸に注意する。意識障害の進行に伴いクッシング現象（血圧上昇，脈圧増加，徐脈，意識障害）がみられる場合は，頭蓋内圧亢進を考える。また，Step 1 の状況評価で脳卒中を強く疑う場合は，中枢神経系の評価の際に，CPSS などの定性的なスケールに加えて，片麻痺，言語障害，共同偏視などの有無を確認する。

表XI-6 めまい・ふらつき

疾患など	疾患のポイント（特徴や所見）	緊急度			搬送先医療機関		
		緊	準	搬	三次	各専門	その他
代謝性疾患（低血糖）	意識障害，麻痺，発汗，糖尿病					○	
椎骨脳底動脈循環不全	浮動性，頸回旋・伸展時，顔面・上肢のしびれ，視覚障害（霧視・複視），脱力					○	
小脳出血	浮動性，後頭部痛，嘔吐，麻痺はないが歩行できない，項部硬直，小脳失調				○	○	
小脳梗塞	浮動性，後頭部痛，嘔吐，ふらつき，眼振，四肢麻痺，感覚障害，小脳失調					○	
脳幹梗塞	浮動性，顔面・上下肢運動麻痺，意識障害，四肢麻痺，感覚障害					○	
急性大動脈解離	移動性の激烈な胸痛・背部痛，上肢血圧の左右差，ショック，四肢麻痺				○	○	
循環血液量減少	立ちくらみ，タール便，最近の外傷				○		
アダムス・ストークス症候群	突然の眼前暗黒感，失神，高度の徐脈，頻脈，二次的な頭部外傷など					○	
鎖骨下動脈盗血症候群	ふらつき，言語障害，激しい腕の運動でめまい症状					○	
心臓弁膜症	動悸，息切れ，胸痛，むくみ，体重増加，心不全症状					○	
反射性失神	気分不快，蒼白，末梢冷感・湿潤，腹部不快，疼痛，恐怖，長時間起立，不眠，疲労感					○	
起立性低血圧	起立後の眼前暗黒感，末梢冷感・湿潤，蒼白（立ちくらみ），失神，二次的な頭部外傷など，食後，運動後					○	
聴神経鞘腫	回転性，蝸牛症状，ふらつき，顔面・三叉神経麻痺，小脳症状，脳腫瘍，脊髄腫瘍					○	
メニエール病	回転性，内リンパ水腫，強いストレス，不眠，低気圧時					○	
突発性難聴	回転性，突発の片側の難聴，強いストレス，不眠					○	
外リンパ瘻	回転性，ふらつき，難聴，耳づまり，いきみ，鼻をかむ，ダイビングなどの誘因					○	
良性発作性頭位めまい	回転性，耳の感染症，頭部外傷					○	
前庭神経炎	回転性，感冒症状の先行					○	
貧血	顔面・眼瞼結膜の蒼白，ふらつき，動悸，疲労感					○	
薬剤	ふらつき，顔面・眼瞼結膜の蒼白，降圧薬，抗痙攣薬，抗不安薬，睡眠薬					○	
一次性頭痛	眼精疲労，強いストレス，同じ症状の既往					○	

Step 3：情報収集およびバイタルサインの測定

　バイタルサインにより呼吸・循環不全の有無を評価する。不安定なら Step 4 へ進み，内因性ロード＆ゴーを宣言する。情報収集については鑑別となる疾患に沿って行う（表XI-6）。めまい・ふらつきについては，循環器系，中枢神経系，内耳性，その他と原因が多様であるため，ポイントをおさえた幅広い情報収集が求められる。

Step 4：判　断

　PSLS などの他のアルゴリズムへの移行，特定行為の適応，内因性ロード＆ゴーの適応の判断を行う。循環器系疾患が疑われたら PACC，脳卒中を疑う場合は PSLS へ，脳卒中以外の疾患が疑われ，意識障害を認めた場合は PCEC への移行を各々判断する。PSLS では発症時刻または未発症確認時刻が治療の選択に重要となる。増悪するショック例では輸液プロトコルの適応，低血糖疑い例ではブドウ糖投与プロトコルの適応を各々判断する。

Step 5：全身観察／重点観察

　末梢冷感・湿潤，顔色，下血，失禁の有無，体動とめまいの関係，眼振の有無などを確認する。PSLS など他のアルゴリズムへ移行した場合は，各々に沿った神経所見や循環器系の所見に関する重点観察または全身観察を行う。後頭部痛を伴うめまいの場合は，椎骨脳底動脈解離も考慮する。

Step 6：評価・ファーストコール・特定行為

　めまい・ふらつきを訴える傷病者の搬送先医療機関を選定するにあたっては，緊急度・重症度に加えて「めまい・ふらつき」以外に認める随伴症状を参考にする。椎骨脳底動脈系の急性解離では，軽いめまいでの発症でもその後の解離進展により，急速に脳幹症状が出現する場合がある。Step 4 で輸液プロトコルやブドウ糖投与プロトコルなどの特定行為の適応を判断・考慮した際は，Step 5 の観察結果を報告し，搬送時間などを考慮したうえで指示要請を行い活動を進める。

Step 7：車内活動

　中枢性めまいおよび失神性めまいが考えられる場合には搬送中の急変があり得るため，内因性ロード＆ゴーの宣言がなくとも注意を要する。失神性めまいを考える場合は，経時的な心電図モニターにより重症不整脈の観察を行う。急性大動脈解離

表XI-7　めまいの性状と原因疾患

めまいの性状	主　訴	考えられる疾患
回転性めまい （vertigo）	目が回る 天井が回る 周囲が回る	良性発作性頭位変換性めまい症，前庭神経炎，メニエール病，突発性難聴，片頭痛，脳幹部血管障害，小脳血管障害，聴神経腫瘍
浮動性めまい （dizziness）	身体がふらふらする 宙に浮いた感じ 船に揺られた感じ	緊張型頭痛，自律神経失調症，更年期障害，ストレス・過労，貧血・多血症，高血圧・低血圧，発作性頻拍症，変形性頸椎症，神経変性症の初期，視力異常
失神性めまい （impending faint）	頭から血が引く感じ 気を失いそう，失う 目の前が暗くなる	起立性低血圧を起こす疾患（①薬剤性，②長期臥床，③糖尿病，④脊髄癆，⑤シャイ・ドレーガー症候群，⑥交感神経切除後），アダムス・ストークス症候群，弁膜症，排尿失神・咳嗽失神

〔北川泰久，大熊壮尚：めまい．日本医師会雑誌 140（特別号2）：S191，2011．より引用・改変〕

が疑われる場合は，動脈解離の進行が出血や心タンポナーデを呈し急変することがあるため，バイタルサインや意識レベルの変化に注意して搬送する。

4 ｜ 少し詳しい知識として

めまいとは

　めまいは，動いていないのに自身が動いているように感じる感覚をいう。循環器系疾患を除くと，内耳前庭感覚器，小脳，脳幹が関与した前庭機能障害が主要因である。

めまいの問診

　患者からの訴えだけでは病態の把握が困難な場合があり，要領を得た問診が重要である。めまいの性状（表XI-7），発症様式（急性発症，緩徐発症），蝸牛症状（聴力障害，耳鳴など）の有無，随伴症状（頭痛，神経症状）および外傷，貧血，服薬の既往歴が重要である。「緊急性の高いめまい」では，単発性（初めての発作），急性発症，蝸牛症状なし，頭痛や神経症状を伴うものが多い。

前庭機能障害によりめまいを呈する主な疾患

- 良性発作性頭位（benign paroxysmal positional vertigo；BPPV）：もっとも一

般的な原因である。卵形嚢に存在する耳石が自発的または外傷などにより三半規管へ移動し発生する。頭を動かすと，2分未満，20秒間程度のめまいや眼振が発生する。多くは診察後に帰宅となる。

- 前庭神経炎：BPPV に次ぐ末梢性めまいの原因である。患者は，数日間激しい持続性のめまいを訴え，数日〜数カ月で消失する。通常，耳痛や難聴，耳鳴は伴わない。急性中耳炎に伴う内耳炎も持続性めまいを呈するが，耳痛，難聴，耳鳴を伴う。
- 小脳・脳幹卒中：脳浮腫や急性水頭症の合併により脳幹圧迫を引き起こし，重篤な神経障害または死亡につながる可能性がある。多くの患者は，意識障害，四肢の脱力や感覚異常，複視，言語障害などの神経学的症状を示すが，これらを示さないこともあり，持続性めまいのみを呈する場合でも鑑別診断に含める。

5 ケースシナリオ

Case 3a：低血糖性意識障害

◆シナリオの解説と病院前活動のポイント

朝食後からの気分不快とふらつきの通報内容からハイリスク症候と判断しなかった。現場到着後，妻からの追加情報が傾眠と言語障害と考え，脳卒中を疑った。Step 2 の初期評価では，頻脈と多量の発汗を認めたが，橈骨動脈の触知は良好，意識レベルは JCS 20 で，内因性ロード＆ゴーの適応はなく，CPSS は陽性であった。Step 3 では，血圧はむしろ高めだった。また，家族からの問診では，傷病者は1型糖尿病で，8時にインスリンを自ら注射し，摂取できた朝食がわずかであることがわかった。Step 4 で第一選択として低血糖による意識障害，第2選択として脳卒中疑いと判断し，Step 5 で PCEC へ移行し，神経所見を中心とした全身観察により軽度の言語障害はあるものの，運動麻痺や指鼻指試験などの小脳症状はなかった。これらのことから低血糖による意識障害が強く疑われ，血糖値を測定したところ，28 mg／dL と低値であった。ファーストコールで MIST，血糖値を報告し，特定行為の静脈路確保とブドウ糖投与の指示要請を行った。特定行為の実施後，搬送途上において血糖値とともに意識レベル，言語障害が改善し，かかりつけの二次医療機関への搬送となった。

◆病院到着後の経過

救急外来では，血糖値は安定していた。経過観察のため糖尿病内科病棟に入院し，妻と共にインスリン注射に関する再教育を受け，3日後に退院した。

◆最終診断

低血糖性意識障害

Case 3b：脳ヘルニア（重症小脳出血）

◆シナリオの解説と病院前活動のポイント

傷病者は，起床直後に言語障害を伴う回転性めまいを発症し，妻が救急要請したが，その後，意識レベルが低下した。接触時，Step 2 の初期評価では，舌根沈下（赤1）に対して下顎挙上を行い，意識レベルが JCS 100，GCS E1V2M5（赤1）であったため，内因性ロード＆ゴーを宣言して Step 6 に移行し，車内収容と搬送先医療機関を選定した。SpO$_2$ が低値であったため，高濃度酸素投与を開始した。続いて PSLS の一環として Step 3〜5 を実施し，高血圧症，脂質異常症の内服治療中であり，めまいと嘔吐に続いて昏睡に至ったことから，脳出血またはくも膜下出血が疑われ，脳神経外科緊急手術が可能な医療機関へ搬送となった。

◆病院到着後の経過

JCS 100，GCS E1V2M5 の昏睡が継続し，頭部 CT で小脳出血の診断となり，脳神経外科による緊急手術となった。術後気管挿管，人工呼吸器装着のまま全身管理を継続した。

◆最終診断

脳ヘルニア（重症小脳出血）

Case 3a　めまい・ふらつき（非内因性 L&G）

		Step 1 状況評価		Step 2 初期評価				Step 3/4 情報収集＆バイタルサインと判断	Step 5 全身観察（PCEC）	Step 6 評価・第1報・特定行為	Step 7 車内活動
		覚知	現場	気道	呼吸	循環	中枢神経系				
活動時刻		9:30	9:40						9:50	9:55	10:10
活動場所										車内　10:00	車内
バイタルサインモニター	RR							20			16
	SpO2							98			98
	PR/HR							106			92
	BP							160/98			140/88
	BT							35.8			36
観察			布団内に仰臥位	気道開通	呼吸正常 / 仰臥位（水平位）→	橈骨動脈触知良好 頻脈、発汗	JCS 20 GCS E2V4M6 瞳孔 R3P/L3P 言語障害、発語 徐2	血圧左右差なし 〔徐2〕JCS 20 GCS E2V4M6 瞳孔 R3P/L3P 言語障害（CPSS）	発汗、気分不快 軽度言語障害 指鼻指試験陰性 四肢の運動麻痺 なし		JCS 2 GCS E4V4M6 瞳孔 R3P/L3P 言語障害改善
処置	継続									乳酸リンゲル液 40 mL/時 →	
	単回									50%ブドウ糖 40 mL 静注	
情報	収集	通報内容 妻から「72〔通報の後か〕歳の夫が、30分前の食後から急に気分が悪くなり、しゃべり方もおかしいと言っている」	妻から、うとうとして、反応が鈍い ハイリスク症候と判断しない 携行資器材確認					B：朝からふらつき、反応鈍い。既往に糖尿病、脂質異常症 A：なし G：朝食30分後 M：8:30ごろ置 S：自立 T：9時ごろ K：8時にインスリン注射	血糖値 28 mg	<病態・状況の評価> 低血糖性意識障害疑い M：朝食後ふらつきから意識障害へ進行 I：傾眠、ふらつき、言語障害 S：安定 T：9時ごろ 到着予定時刻 10:20ごろ <第1報> MIST、低血糖 <特定行為／指示要請> ブドウ糖投与プロトコル 二次医療機関選定 搬送時間15分 妻付き添い	血糖値 120 mg/dL <第2報> 投与2分後の意識レベル、言語障害改善 バイタル安定
	伝達							<判断> 低血糖または脳血管障害疑い PCECへ移行（血糖測定後に PSLS への移行もあり得る）	ECG モニター 洞調律 低血糖		

Case 3b　めまい・ふらつき（内因性 L&G）

		Step 1 状況評価		Step 2 初期評価				Step 6	Step 3・4・5	Step 7
		覚知	現場	気道	呼吸	循環	中枢神経系	評価・第1報・特定行為	情報収集&バイタルサイン／判断・全身観察（PSLS）	車内活動
時刻		5：30	5：40					5：45	5：55	6：00
活動場所				現場				車内		
バイタルサイン／モニター	RR			呼吸正常				18	15 →	8（失調性呼吸／補助換気）
	SpO₂							90		98
	PR／HR					橈骨動脈触知良好		88		80
	BP							190／110		188／96
	BT							36.5		36.5
観察			1階リビングのソファに仰臥位	舌根沈下　赤1			JCS 100 GCS E1V2M5 瞳孔R4 L4 S ドロッピングテスト陰性	赤1	JCS 100 GCS E1V2M5 苦悶様表情 ドロッピングテスト陰性　赤1	JCS 200 GCS E1V1M4 瞳孔R2 S／L5 N 失調性呼吸
処置	単回			下顎挙上 → 仰臥位（水平位）				鼻咽頭エアウェイ →		BVM換気 →
	継続							リザーバーマスク 6L／分 →	内因性L&G	
情報	収集	通報内容 妻から、「55歳の夫が、起床後トイレで突然の後、めまいを訴え、嘔吐した。その後も、めまいを訴えていて、話し方もおかしい」 R2 携行資器材確認	妻から [119通報後、いびきをかいて壁に込んでしまった]					<病態・状況の評価> 脳血管障害疑い M：起床時突然回転性のめまいの後、嘔吐し意識消失 S：昏睡 T：5：30ごろ 到着予定時刻 6：10ごろ	B：突然の回転性めまい。既往に高血圧、脂質異常症 A：なし G：起床時ごろ M：19時ごろ夕食 A：自立 S：回転性めまい、頭痛、嘔吐、言語障害、昏睡 K：降圧薬	<第2報> JCS 200に低下 瞳孔不同出現
	伝達		通報内容からハイリスク症候と判断 R2					<第1報／指示要請> MIST 脳神経外科医療機関選定 搬送時間15分 妻付き添い	<判断> 重症出血率中と判断 PSLSとして対応 内因性L&G継続	

4. しびれ・麻痺

1 「しびれ・麻痺」と聞いたらこれだけは忘れない

- 一側上下肢の運動麻痺は脳卒中を疑う。
- 脳梗塞の場合,発症時刻が不明でも t-PA 静注療法の適応となることがある。また,最終未発症確認時刻から 24 時間以内であれば機械的血栓回収療法の適応となることがある。
- 抗凝固薬や抗血小板薬などの情報は治療の選択に影響する。
- 血圧の左右差,胸背部痛やショックを伴っている場合は,大動脈解離などの循環器系疾患の合併を疑う。

2 緊急度の高い疾患・病態

- 循環器系:大動脈解離
- 中枢神経系:脳卒中,髄膜炎・脳炎,脳症
- 末梢神経系:クラッシュ症候群,コンパートメント(筋区画)症候群
- その他:低血糖,急性中毒

本症候に関連する疾患の特徴,緊急度と搬送先医療機関の目安を表XI-8 に示す。

3 評価と対応

Step 1:状況評価

119 番通報の段階から脳卒中が疑われるしびれ,運動麻痺などの症状が主訴の場合は,発症時間の確認,意識障害の有無,既往歴や内服薬などの情報収集を念頭に準備を進める。

Step 2:初期評価

A・B・C の評価の後,D を評価する。GCS 8 点以下,JCS Ⅲ桁以上,JCS Ⅱ桁と瞳孔不同ありは脳ヘルニアの有力な根拠となる。生理学的異常あるいは脳ヘルニア徴候を認めた場合は,内因性ロード&ゴーを適応して必要な処置を行い,Step 6 へ移行する。また,Step 1 の状況評価で脳卒中を強く疑う場合は,CPSS などの定性

疾患など	疾患のポイント (特徴や所見)	緊急度			搬送先医療機関		
		緊	準	搬	三次	各専門	その他
くも膜下出血	激しい頭痛, 嘔吐, 意識障害, 髄膜刺激徴候 (項部硬直は発症直後なし)				○	○	
脳出血	頭蓋内圧亢進症状(意識障害, 嘔吐), 神経局在徴候(片麻痺, 失語など), 高血圧, 抗凝固薬内服				○	○	
脳梗塞	上肢血圧の左右差, 四肢麻痺, 不整脈					○	
代謝性疾患 (低血糖)	意識障害, 麻痺, 発汗, 糖尿病					○	
急性大動脈解離	移動性の激烈な胸痛・背部痛, 上肢血圧の左右差, ショック, 四肢麻痺				○	○	
一過性脳虚血発作	片麻痺, 症状が短時間で消失					○	
痙攣後の麻痺 (トッド麻痺) 非痙攣性てんかん重積状態	片麻痺, 四肢脱力, 痙攣が先行, 意識障害, 異常眼球運動					○	
ギラン・バレー症候群	上行性運動麻痺(対麻痺), 感覚障害, 異常眼球運動, 言語障害, 呼吸筋麻痺				○	○	
クラッシュ症候群	運動麻痺, 感覚障害, 患部の腫脹, 黒褐色尿, テント状T波(高カリウム血症), 長時間の圧挫, 寝たきり				○		
四肢の急性阻血	患肢の疼痛・感覚障害, 疼痛, 蒼白, 脈拍消失				○	○	
コンパートメント (筋区画)症候群	患肢の腫脹・疼痛・感覚障害, 前腕・下腿の骨折や挫傷, 異常に強い自発痛, 緊満感				○		
高血糖	四肢末梢の感覚障害, 多飲・多尿, 脱水, ストレス, 皮膚・粘膜乾燥, 意識障害, 片麻痺, 糖尿病性ニューロパチー				○		
低カリウム血症	四肢脱力, 平坦T波, U波, 下痢, 嘔吐, 利尿薬使用, 低栄養				○		
フグ中毒	口唇部しびれ, 呼吸筋麻痺, 四肢麻痺, 感覚異常				○		
過換気症候群	両手のしびれ, 伸展位, 呼吸回数増大, 四肢のしびれ, テタニー					○	

的なスケールに加えて，片麻痺，言語障害，共同偏視などの有無を確認する。意識障害や失語を合併している場合はドロッピングテストにより運動麻痺の有無の参考とする。

Step 3：情報収集およびバイタルサインの測定

バイタルサイン測定では，大動脈解離が内頸動脈に進展して脳梗塞を生じる場合があるため，疑う場合は血圧の左右差を測定する。また不整脈，とくに心房細動の有無にも注意する。情報収集では，代謝性疾患や末梢神経系疾患を疑う場合は発症様式，既往歴や過去のエピソードを確認する。脳梗塞を強く疑う場合は発症時刻または未発症確認時刻，内服薬，非外傷性頭蓋内出血，最近の脳卒中，外傷，手術，臓器出血などの既往の確認がとくに重要となる。

Step 4：判　断

Step 3の情報収集とバイタルサインから内因性ロード＆ゴーの適応を，クラッシュ症候群が疑われたら心電図でのT波増高を確認し，特定行為である輸液プロトコルの指示要請を判断する。脳卒中を疑う場合はPSLSへ，脳卒中以外の疾患が疑われ，意識障害を認めた場合はPCECへの移行を各々判断する。

Step 5：全身観察／重点観察

Step 4の判断に従い，全身観察または重点観察を行う。末梢神経障害を疑う場合はしびれの程度・部位・範囲，運動麻痺合併の有無，クラッシュ症候群を疑う場合は圧迫痕の有無を確認する。PSLSへ移行した場合は各々に沿った神経所見〔ELVOスクリーン（p.47参照），CPSS（p.49，図Ⅶ-4参照）など〕に関する重点観察または全身観察を行う。

Step 6：評価・ファーストコール・特定行為

医療機関を選定し，ファーストコール，指示要請による特定行為を行う。脳卒中が疑われる場合は，t-PAによる血栓溶解療法，できれば機械的血栓回収療法も可能な医療機関を選定する。バイタルサインやMISTなどに従った情報を伝達する。とくに脳梗塞は，発症4.5時間以内であれば血栓溶解療法を実施する可能性が高くなるため，発症時刻，既往歴，内服薬の情報が必要である。

表XI-9　運動麻痺の種類と主な病変部位

麻痺の種類	麻痺の部位	感覚障害の合併	病変部位					
			大脳	脳幹	頸髄	胸髄	腰髄	末梢神経
片麻痺	一側上下肢	なし～軽度	○	○				
四肢麻痺	両側上下肢	軽度～重度		○	○			○
対麻痺	両下肢	軽度～重度				○	○	
単麻痺	一肢	軽度～重度						○

Step 7：車内活動

　脳卒中，心血管系疾患，クラッシュ症候群が疑われる例では，バイタルサインや心電図変化，意識レベルをはじめ神経症状の変化に注意して継続観察し，心室細動を認めたら，直ちに AED による除細動で心肺蘇生術を実施する。大動脈解離やくも膜下出血が疑われる傷病者については，緊急安静搬送（Hurry but Gently）を行う。

4 少し詳しい知識として

　一般にしびれとは，感覚神経や感覚器の障害で生じる異常感覚を意味し，麻痺は運動神経または感覚神経のどちらの障害にも用いるが，運動麻痺の意味で用いることが多い。運動麻痺は，大脳から，脳幹，脊髄，神経根以下の末梢神経を通り，骨格筋に至る経路のいずれかが障害されて生じる。障害の原因は，外傷，虚血，圧迫，炎症，変形，腫瘍，薬物，代謝異常など多彩である。麻痺の程度により完全麻痺と不全麻痺がある。運動麻痺の種類と主な病変部位を表XI-9 に示す。片麻痺は通常病側の対側に生じるが，一側の脳神経麻痺と反対側上下肢の運動麻痺が合併する特殊な麻痺（交叉性片麻痺）がある。末梢神経障害で生じる四肢麻痺の原因としてGuillain-Barré（ギラン・バレー）症候群がある。

　急性期脳梗塞の専門的治療については，条件が満たされれば，発症時刻が不明でも t-PA 静注療法の適応となることがあり，また，最終未発症確認時刻から 24 時間以内であれば機械的血栓回収療法の適応となる場合がある。

Case 4a：ラクナ梗塞

◆シナリオの解説と病院前活動のポイント

　突然の左不全片麻痺の発症であったため，ハイリスク症候と判断した。Step 2 では呼吸と循環に問題はなく，中枢神経系の評価では CPSS で左片麻痺（赤2）を認めたが意識清明であったため，内因性ロード＆ゴーは宣言しなかった。Step 3 で心電図モニターを装着し，正常洞調律を確認した。背部痛はなかったが，左右の上肢で血圧を測定し，有意な差はなかった。問診では抗凝固薬，抗血小板薬の内服はなく，発症後 10 分以内であることを確認した。Step 4 で PSLS への移行を判断し，Step 5 の重点観察で ELVO スクリーンを含む，総務省消防庁による「脳卒中が疑われる傷病者に対する身体観察」の7項目（p.50, 図Ⅶ-5 参照）を実施し，1項目のみ陽性であった。また，大動脈解離，椎骨・内頸動脈解離の鑑別に関連して，背部痛，頭痛の訴えがないことを確認した。血栓溶解療法，機械的血栓回収療法，開頭術などの脳卒中治療が可能な一次脳卒中センターを選定し，迅速に搬送した。

◆病院到着後の経過

　救急外来の受診後，脳卒中を疑って迅速な対応を行った。CT・MRI を行いラクナ梗塞の診断となった。NIHSS 5点で，チェックリストで適応外項目に該当するものはなく，アルテプラーゼが投与され，脳卒中専用病棟への入院後に症状が改善した。頭蓋内出血の合併はなかった。

◆最終診断

　ラクナ梗塞

Case 4b：心原性脳塞栓症（脳主幹動脈閉塞症）

◆シナリオの解説と病院前活動のポイント

　突然の左片麻痺の発症であったためハイリスク症候と判断した。Step 2 では呼吸と循環に問題はなく，中枢神経系の評価では CPSS で左片麻痺（赤2）および共同偏視を認めたが意識清明であったため，内因性ロード＆ゴーは宣言しなかった。Step 3 で心電図モニターを装着し，心房細動を確認した。背部痛はなかったが，左右の上肢で血圧を測定し，有意な差はなかった。問診では抗凝固薬，抗血小板薬の内服はなく，発症後4時間以上が経過していることを確認した。Step 4 で PSLS への移行を判断し，病院前脳卒中スケールとして CPSS とともに ELVO スクリーンによる評価で5点であり陽性と判断した。麻痺の程度は強く，心房細動で生じた血栓塞栓（心原性塞栓）による脳主幹動脈閉塞からの右大脳広範梗塞が疑われたため，機械的血栓回収療法が可能な一次脳卒中センターを選定し，意識レベルの低下と舌根沈下

に注意して搬送した。

◆病院到着後の経過

　救急外来での初期診療で NIHSS 14 点であり，CT・MRI で右内頸動脈閉塞による広範な脳虚血が明らかとなった。発症から 5 時間以上が経過していたため，t-PA 静注療法を見合わせ，血管内治療による機械的血栓回収療法の実施後，脳卒中専用病棟に入院し，NIHSS 5 点にまで改善した。軽度の頭蓋内出血を認めた。

◆最終診断

　心原性脳塞栓症（脳主幹動脈閉塞症）

Case 4a しびれ・麻痺（非内因性 L&G）

	Step 1 状況評価		Step 2 初期評価				Step 3/4 情報収集＆バイタルサイン・判断	Step 5 重点観察（PSLS）	Step 6 評価・第1報・特定行為	Step 7 車内活動
	覚知	現場	気道	呼吸	循環	中枢神経系				
時刻	22：20	22：25					22：23	22：28	22：33	22：40
活動場所		現場							車内	車内
バイタルサイン／モニター RR							18		18	16
SpO₂							96		98	98
PR・HR							90		88	96
BP							196／100		168／92	154／92
BT										
観察		居室内安全 自宅1階居室内のソファー上に仰臥位	気道開通	呼吸正常	脈不整なく、橈骨動脈触知良好	JCS 0 GCS E4V5M6 瞳孔R3P／L3P 左不全片麻痺（CPSS）	血圧に左右差なし　赤2	左不全片麻痺（CPSS）ELVOスクリーン陽性（1点／消防庁7項目）	JCS 0	JCS 0 GCS E4V5M6 瞳孔R3P／L3P 左不全片麻痺
単回 継続			仰臥位（水平位）→							
収集	通報内容 妻から「たった今、68歳夫の左上下肢が急に動かなくなった。意識はしっかりしている」R2 携行資器材確認						B：突然の左上下肢 脱力、既往は高血圧 A：なし G：22：15 M：20時（少量） A：自立 S：左不全片麻痺 背部痛なし K：降圧薬のみ		<評価> 脳卒中疑い中 M：居室内で休養中 I：突然の左不全片麻痺 S：血圧高めで安定 T：処置なし 発症時間22：15 到着予定時刻23時	
情報 伝達	バイリスタ症候 と判断 通報内容から脳卒中を疑う					非内因性L&G	<判断> 脳卒中疑い PSLSへ移行 t-PA適応も考慮	消防庁7項目で1項目 陽性	<第1報・指示要請> MIST 一次脳卒中センターを選定 搬送時間20分 要付き添い	<第2報> なし

Case 4b しびれ・麻痺 (非内因性L&G)

	Step 1 状況評価		Step 2 初期評価				Step 3／4	Step 5	Step 6	Step 7
	覚知	現場	気道	呼吸	循環	中枢神経系	情報収集＆バイタルサイン／判断	重点観察 (PSLS)	評価・第1報・特定行為	車内活動
時刻	22：20	22：25				現場	22：23	22：28	22：33	22：40
活動場所					現場				車内	
RR							18		18	16
SpO₂							96		98	98
PR／HR							90（不整）		88（不整）	96（不整）
BP							196／100		168／92	154／92
BT										
観察		居室内安全　自宅1階居室内のソファーに仰臥位	気道開通	呼吸正常	脈拍整あり、橈骨動脈触知良好　赤2	JCS 2 GCS E4V4M6 瞳孔R3P／L3P 左片麻痺 右共同偏視 (CPSS)	血圧に左右差なし	左片麻痺・顔のゆがみ (CPSS) ELVOスクリーン 2項目陽性 (5点／消防庁7項目) 頭痛・背部痛なし	共同偏視あり、指4本法は2本と回答 眼瞼／時計の呼称可能	JCS 2 GCS E4V4M6 瞳孔R3P／L3P 左片麻痺 右共同偏視
処置（単回／継続）						仰臥位（水平位）→				
情報　収集	通報内容　妻から、「78歳の夫が、18時ごろ、自宅内で突然の左上下肢の麻痺を訴えたため様子を見たため改善しない」R2　携行資器材確認						＜評価＞ B：突然の左上下肢脱力。既往は高血圧か。心房細動、治療中断？ A：なし G：18時ごろ M：17時過ぎ（少量） A：自立 S：左片麻痺 背部痛なし K：陰性表のみ	消防庁7項目のうち5項目陽性 (CPSS＋ELVO ＋原不整)	＜評価＞ 主幹動脈閉塞の脳梗塞疑い M：自宅で休憩中、突然発症 M：左上肢麻痺、右共同偏視 S：安定、心房細動 T：処置なし T：発症時間18時ごろ 到着予定時刻23時	
情報　伝達	ハイリスク症候と判断　通報内容から脳卒中を疑う					非内因性L&G	＜判断＞ 脳卒中疑い PSLSへ移行 t-PA投与、機械的血栓回収療法の適応を考慮		＜第1報・指示要請＞ MIST 機械的血栓回収療法が可能な一次脳卒中センターを選定 搬送時間20分 要同乗	＜第2報＞ なし

5. 呼吸困難

1 「呼吸困難」と聞いたらこれだけは忘れない

- 呼吸数，呼吸パターン，チアノーゼの有無，姿勢などを迅速に評価する。
- 異物などによる上気道閉塞の症候を見逃さない。
- アナフィラキシーの可能性を考慮する。

2 緊急度の高い疾患・病態

- 呼吸器系：急性喉頭蓋炎，アナフィラキシー，気管支喘息発作，慢性閉塞性肺疾患（COPD）急性増悪，緊張性気胸，重症肺炎，肺血栓塞栓症
- 循環器系：急性冠症候群，肺血栓塞栓症，急性心不全（肺水腫）
- その他：気道異物，アナフィラキシー，中毒

本症候に関連する疾患の特徴，緊急度と搬送先医療機関の目安を表XI-10に示す。

3 評価と対応

Step 1：状況評価

　通報の際に「呼吸が苦しい」という症候がある場合は，呼吸だけでなく循環の異常，気道異物やアナフィラキシー，中毒による呼吸困難を疑う。異常な呼吸，冷や汗，顔色不良，などの表現が情報に含まれる場合はハイリスク症候と考える。上気道閉塞，とくに気道異物ではチョークサインを示唆する情報は緊急度が高い。

Step 2：初期評価

　A（気道）：異物を認めた場合は速やかに除去する。上気道閉塞の場合，吸気時のストライダーが聴取されることが多い。また，トラキアルタッグ（tracheal tug，呼吸努力による気管の牽引），あえぎ呼吸，陥没呼吸，シーソー呼吸は気道狭窄の可能性があり，緊急度が高い。

　B（呼吸）：呼吸音，呼吸数，呼吸補助筋の使用，呼吸様式，胸郭の動きにより評価する。まずは喘鳴，狭窄音，ゴロゴロ音の有無を確認する。肺炎や急性心不全による肺水腫により，聴診上異常呼吸音を呈する。気胸，肺炎などによる無気肺，胸

疾患など	疾患のポイント（特徴や所見）	緊急度			搬送先医療機関		
		緊	準	搬	三次	各専門	その他
貧血	顔面・眼瞼結膜の蒼白，ふらつき，動悸，疲労感		■			○	
ギラン・バレー症候群	上行性運動麻痺（対麻痺），感覚障害，異常眼球運動，言語障害，呼吸筋麻痺	■			○	○	
過換気症候群	両手のしびれ，伸展位，呼吸回数増大，四肢のしびれ，テタニー			■		○	
急性喉頭蓋炎	吸気の喘鳴，咽頭の疼痛・発赤・腫脹，咳嗽，嗄声，流涎	■			○		
気管支喘息発作	呼気の喘鳴，咳嗽		■		○	○	
COPD 急性増悪	呼気の喘鳴，胸鎖乳突筋の発達，ビア樽状胸郭，咳嗽		■			○	
自然気胸	呼吸音左右差，皮下気腫，頸静脈怒張，気管偏移		■			○	
肺炎	発熱，咳嗽，ラ音，呼吸音左右差					○	
クループ	犬吠え様咳嗽					○	
胸膜炎	体動で増悪する胸痛，発熱					○	
急性冠症候群	血圧変動／ショック，徐脈，心電図異常，下顎部・頸部痛，上腹部痛，眼瞼黄色腫，放散痛	■			○	○	
肺血栓塞栓症	胸痛，ショック，喀血，深部静脈血栓に伴う下腿浮腫	■			○	○	
うっ血性心不全心原性肺水腫	咳，痰，発熱，下腿浮腫，頸静脈怒張，異常心音	■			○	○	
アナフィラキシー	喘鳴，全身の発赤，皮疹，浮腫，ショック	■			○		
気道異物	ストライダー，口腔内・咽頭の異物	■			○		
中毒	ショック，意識障害，喘鳴	■			○		
筋ジストロフィーALS重症筋無力症	筋委縮，筋力低下，腱反射の低下，呼吸音減弱		■			○	
甲状腺機能亢進症	るい痩，高血圧，頻脈，発熱，四肢振戦，甲状腺腫大，腱反射亢進		■			○	
代謝性アシドーシス	クスマウル呼吸，血圧低下	■				○	

XI
症候別各論

水貯留により呼吸音は減弱する。

C（循環）：ショックによる交感神経の緊張により皮膚色不良，末梢冷感・湿潤，頻脈を呈する。以下に呼吸困難を合併しやすいショックと原因疾患を示す。

- 心原性ショック：急性心筋梗塞，急性心不全など
- 血液分布異常によるショック：アナフィラキシーショック，肺炎などによる敗血症性ショック
- 心外閉塞・拘束性ショック：肺血栓塞栓症，緊張性気胸，心タンポナーデ

D（中枢神経系）：呼吸・循環の異常により虚脱，不穏状態をきたす。低酸素血症，高二酸化炭素血症により意識レベルが低下する。JCSとGCSで意識レベルを評価する。

Step 3：情報収集およびバイタルサインの測定

情報収集においては，心疾患・慢性呼吸不全の既往，アレルギーなどを確認する。呼吸困難以外の随伴症状，気管支拡張薬やエピペン® の所持の有無を聴取する。若年女性の頻呼吸は過換気症候群の可能性が高いが，その他の年代・性別の頻呼吸は重症のサインである。血圧高値を伴う突然発症の息苦しさ・SpO$_2$低下は心不全の可能性がある。低酸素血症や高二酸化炭素血症による意識障害の出現に注意する。

Step 4：判　断

SpO$_2$が保たれ，呼吸数が10〜29回／分であっても，呼吸様式から緊急度が高くなることがある。

特定行為の適応を判断するために，心原性ショックの評価が必要となる。

緊急度・重症度の高い呼吸困難の鑑別には，多くの現場情報と詳細な病歴が有用となる。患者情報は傷病者の状態悪化や関係者の動揺などにより搬送過程で失われる可能性があるため，早期に的確な情報収集を行う。

Step 5：全身観察／重点観察

ストライダーはクループ症候群やアナフィラキシーなど上気道疾患で吸気時に多い。肺うっ血の初期には吸気時に捻髪音（ファインクラックル）として肺底部に聴取するが，心不全が進行するにつれて全肺野で水泡音（コースクラックル）を吸気・呼気時ともに聴取するようになる。間質性浮腫によって細気管支浮腫が生じて気道が狭くなると，喘鳴（ウィーズ）を聴取するようになる。

Step 6：評価・ファーストコール・特定行為

必要に応じて気道確保，酸素投与，補助換気を行う。増悪するショックに対して輸液プロトコルを実施する際には，胸痛と同様に，病歴や重点観察から心原性ショックを除外する。

Step 7：車内活動

アナフィラキシー，急性喉頭蓋炎では気道閉塞が急速に進行することもあり，注意が必要である。また，呼吸困難を呈する傷病者の搬送では，想定する病態と傷病者の安楽を考慮した体位管理が必要である。

4 少し詳しい知識として

起坐呼吸

（1）循環器系疾患

左心不全が進行して肺うっ血が増悪すると，患者は息苦しさのために仰臥位で眠れなくなり，上半身を起こして半坐位で眠るようになる。さらに左心不全が悪化すれば，起坐位での呼吸を行う。左心不全の状態では仰臥位をとると右心系への静脈還流が増加し，肺血流の増加による肺うっ血から肺コンプライアンスの減少をきたし，呼吸仕事量の増大を招く。起坐位では右心系への静脈還流量が低下するため，患者は自ら起坐位をとろうとする。

（2）呼吸器系疾患

起坐位は，気管支喘息発作，肺炎，気管支炎，高度肥満患者でもみられることがある。気管支喘息発作では上体を前かがみにした起坐位にすることによって，努力性呼気に必要な腹筋を有効に活用でき，呼吸困難が改善することがある。肺炎，気管支炎では気道分泌物の喀出が臥位では困難であるが，起坐位では喀出しやすくなる。肥満患者は，仰臥位では脂肪などの軟部組織が気道や横隔膜を圧迫することにより呼吸困難をきたすことがあるため，起坐位でこの影響を軽減できる。

アナフィラキシー

アナフィラキシーは重篤な全身性の過敏反応であり，急速に発現し死に至ることもある。重症のアナフィラキシーは，致死的になり得る気道・呼吸・循環症状により特徴づけられるが，典型的な皮膚症状やショックを伴わない場合もある。『アナフィラキシーガイドライン2022』[1)]によれば，誘因として，食物と医薬品で約8割を

占める。

（1）診断基準

以下，2つの基準のいずれかが診断基準となる。

①皮膚・粘膜症状が急速に発症し，かつ少なくとも次の1つを伴う。

　ⅰ）気道・呼吸：呼吸困難，呼気性喘鳴，気管支攣縮，吸気性喘鳴，低酸素血症など

　ⅱ）循環：血圧低下，筋緊張低下（虚脱），失神，失禁など

　ⅲ）消化器：重度の痙攣性腹痛，反復性嘔吐など

②典型的な皮膚症状を伴わなくても，当該患者にとって既知のアレルゲンまたはアレルゲンの可能性がきわめて高いものに曝露された後，血圧低下または気管支攣縮または喉頭症状（吸気性喘鳴，変声，嚥下痛）が急速に発症した場合。

（2）体　位

明らかな血圧低下が認められなくても，アナフィラキシー発症の際には仰臥位かトレンデレンブルグ体位（仰臥位・頭部低位・腰部高位）とすることが望ましい。ショックの際には，下肢挙上は一時的には血圧上昇に効果があることが示されている。また，体位管理時には常に気道・呼吸状態に注意する。

（3）治　療

アドレナリンの筋注が第一選択である。投与量は 0.01 mg／kg（0.3〜0.5 mg）。病院前救護ではエピペン®の使用について習熟しておく。

文　献

1）日本アレルギー学会 Anaphylaxis 対策委員会・編：アナフィラキシーガイドライン 2022．日本アレルギー学会，東京，2022，p.9.

5 ケースシナリオ

Case 5a：自然気胸

◆シナリオの解説と病院前活動のポイント

外傷はなく，運動後に徐々に発症した右呼吸音の減弱であることから，ハイリスク症候とは判断しなかった。Step 2 の初期評価では，本人の症状のわりに観察では異常を認めず，バイタルサインからみても内因性ロード＆ゴーの適応ではないと判断した。Step 3 の情報収集から，喫煙歴はなかったが喘息の既往があり，発作時には吸入薬を使用しているため，当初，運動誘発性の喘息発作を第一に疑い，鑑別診断として急性冠症候群，自然気胸などを考えた。しかし，Step 5 の全身観察により，聴診で左呼吸音は正常で，右呼吸音の減弱がありウィーズは聴取されず排痰もなかったこと，胸痛が右に限局していることなどから，自然気胸の可能性が高いと判

断した。呼吸音の左右差は「赤1」の所見であるが，徐々に発症しており，呼吸音は消失ではなく減弱で，さらにSpO_2も安定していることから，引き続き内因性ロード&ゴーではないと判断した。しかしながら自然気胸の場合，時間経過・気胸の程度によっては緊張性気胸への移行に注意しなければならない。SpO_2 95％であるが，気胸の悪化を懸念し酸素投与を開始した。

◆病院到着後の経過

　胸部X線で右気胸を認め，胸部CTで癒着がないことを確認し，胸腔ドレナージを施行した。ドレナージ後から肺の虚脱は改善し，呼吸困難も消失した。初発のため，数日間のドレナージによる保存的加療のみで退院となった。

◆最終診断

　自然気胸

Case 5b：上気道閉塞（急性喉頭蓋炎）

◆シナリオの解説と病院前活動のポイント

　通報内容で呼吸困難を訴えていたため，ハイリスク症候と判断した。感冒が先行して発熱があり，咽頭痛，唾液を嚥下できない，などを訴えていることから，急性喉頭蓋炎による呼吸困難が疑われた。Step 2で気道緊急により内因性ロード&ゴーの適応と判断し，車内収容と搬送先医療機関の選定を優先するためStep 6に移った。呼吸困難，酸素化不良，ストライダー，息を吸いにくいなどから高度の上気道狭窄を疑い，緊急の輪状甲状靱帯切開の必要性も想定し，三次医療機関を選定後，内因性ロード&ゴーを継続して搬送した。なお，エアウエイなどの挿入は，咽頭を刺激することで気道狭窄が増悪する可能性もあるため控えた。

◆病院到着後の経過

　病院到着時には意識レベルがJCS 100まで低下した。救急外来にて気管挿管を試みるも不可能であったため，緊急で輪状甲状靱帯切開が施行された。気管支鏡にて喉頭蓋の腫脹・発赤を認め，急性喉頭蓋炎と診断された。入院後，抗菌薬投与と人工呼吸管理により炎症は改善し，切開口は閉じて独歩での退院となった。

◆最終診断

　上気道閉塞（急性喉頭蓋炎）

Case 5a 呼吸困難 (非外因性 L&G)	Step 1 状況評価		Step 2 初期評価				Step 3/4 情報収集&バイタルサインクリ/判断	Step 5 重点観察	Step 6 評価・第1報・特定行為	Step 7 車内活動
	覚知	現場	気道	呼吸	循環	中枢神経系				車内活動
時刻	11：00	11：10					11：15		11：20	11：25
活動場所		現場								車内
バイタルサイン／モニター RR							25			25
SpO2							95			94
PR／HR							98			95
BP							132／92			130／94
BT							36.8			36.5
観察	校内安全 大会本部テント内で仰臥位		気道開通 仰臥位（水平位）→	呼吸正常	脈拍正常	JCS 0 GCS E4V5M6 瞳孔R3 P／L3 P		聴診：右呼吸音減弱 ウィーズなし 触診：皮下気腫なし	赤1	JCS 0 GCS E4V5M6
処置								酸素投与		
情報 収集 単回／継続	通報内容 妻から、「42歳の夫が運動会の親子徒競走後から徐々に息苦しさ、軽い咳とともに胸の痛みを訴えている」 携行資器材確認	本人から「普段、運動していない。走ったらゼイゼイしたが、その後、徐々に息苦しさや胸の痛みが出てきた」					B：既往に喘息あり、1年に1~2回発作あり、吸入薬使用。喫煙なし A：なし G：徒競走後から徐々に M：朝食（パン、目玉焼き、サラダ） A：自立、自営業 S：呼吸困難、胸痛、胸部圧迫感 K：吸入薬頓用 赤2		＜病態・状況の評価＞ 自然気胸の疑い M：70m走った後にゼイゼイしてその後、徐々に発症 I：息苦しさ、胸痛、胸部圧迫感 S：右呼吸音減弱 T：酸素投与	＜第2報＞ バイタル変化なし 会話可能 胸部圧迫感あり
情報 伝達	通報内容からハイリスク症候と判断しない		非外因性 L&G →			非外因性 L&G	＜判断＞ 喘息発作の疑い ＜鑑別＞ 急性冠症候群 自然気胸、肺塞栓 大動脈解離	非外因性 L&G	＜第1報・指示要請＞ MIST 呼吸器科専門施設 搬送時間15分 妻付き添い	

Case 5b 呼吸困難（内因性 L&G）

	Step 1 状況評価		Step 2 初期評価				Step 6 評価・第1報・特定行為	Step 3・4・5 情報収集&バイタルサイン/判断/全身観察	Step 7 車内活動
	覚知	現場	気道	呼吸	循環	中枢神経系			
時刻	20：30	20：40					20：45		20：50
活動場所		現場						車内	
バイタル／モニター RR								30	30
SpO₂								90 赤1	90
PR／HR								120	130
BP								145／75	135／75 赤1
BT								39.1	40 赤2

観察：

- 室内安全 自室内で側臥位
- なんとか名前は言えるが、嗄声〔唾液の吸引〕
- 頻呼吸 浅い呼吸 陥没呼吸 赤1
- 橈骨動脈触知良好 脈は強く速い
- JCS 1 GCS E4V5M6 瞳孔 R3 P／L3 P

Step 3/4/5 全身観察：
- 皮膚熱感、湿潤
- 嗄声、呼吸補助筋使用
- 呼吸音：ストライダー
- 心音：異常なし
- 浮腫なし 赤1

Step 7：
- JCS 10 GCS E3V5M6 瞳孔 R3 P／L3 P

処置：

- 単回：唾液吸引 側臥位 高濃度酸素投与 赤1
- 継続：高濃度酸素投与 → 半坐位 補助換気 →

Step 6：
- 高濃度酸素投与 → 半坐位 補助換気

情報：

通報内容
妻から〔朝から熱があり、喉が、日中病院で風邪と診断され、もともって喘下高熱になって喉の痛みがあり、呼吸が苦しそうだ〕

妻から〔31歳の夫が、日中病院で風邪と診断され、夜になって喘下高熱、喉の痛みがあり、呼吸は外に出している〕 R2

携行資器材確認

収集・伝達：
- 通報内容 内因性 ハイリスク 症候と判断
- ハイリスク症候と判断 内因性 L&G

Step 2：内因性 L&G

Step 6：
＜評価＞
気道狭窄疑い
＜特定行為＞
なし
M：朝から発熱、頭痛。夜に呼吸困難
I：高熱、喉頭痛、嗄声
S：頻呼吸、頻脈
T：高濃度酸素投与と補助換気

＜第1報＞
三次医療機関選定
MIST
内因性 L&G
搬送時間10分
妻付き添い

Step 3/4/5：
B：既往歴なし。朝から発熱・咽頭痛あり、近医受診し風邪と診断
A：なし
G：朝から
M：4時間前に飲水少量
I：自立、会社員
S：発熱、咽頭痛、呼吸困難
K：感冒薬

＜判断＞
気道狭窄、急性喉頭蓋炎疑い
＜鑑別＞
内因性 L&G
特定行為なし

Step 7：
＜第2報＞
意識レベルやや低下近医でインフル陰性、コロナ陰性
内因性 L&G継続

6. 動 悸

1 「動悸」と聞いたらこれだけは忘れない

- 生理学的徴候の異常は致死的不整脈を疑う。
- ショックの有無を早期に認識する。
- バイタルサインの変化に注意する。
- 失神，めまい，胸痛，呼吸困難を伴えば重症を疑う。

2 緊急度の高い疾患・病態

- 心室頻拍，高度房室ブロック，洞不全症候群
- 急性心不全，不整脈を伴う急性冠症候群

本症候に関連する疾患の特徴，緊急度と搬送先医療機関の目安を表XI-11に示す。

3 評価と対応

Step 1：状況評価

心室頻拍や高度房室ブロックの傷病者では心停止となる可能性を考慮する。「突然」「急に」などの表現を聞いたときには，ハイリスク症候を疑う。

Step 2：初期評価

意識障害，ショックを伴った場合には内因性ロード＆ゴーの適応である。

Step 3：情報収集およびバイタルサインの測定

現病歴，既往歴，家族歴，内服薬，飲酒や喫煙などの嗜好を確認する。発熱は頻脈を伴うことが多い。また，脈の不整により正確な血圧測定ができないことがある。

Step 4：判 断

ショックを認めた場合，心原性か否かを確認する。心電図モニターを装着し，心

疾患など	疾患のポイント（特徴や所見）	緊急度			搬送先医療機関		
		緊	準	搬	三次	各専門	その他
代謝性疾患（低血糖）	意識障害，麻痺，発汗，糖尿病					○	
心臓弁膜症	動悸，息切れ，胸痛，むくみ，体重増加，心不全症状					○	
貧血	顔面・眼瞼結膜の蒼白，ふらつき，動悸，疲労感					○	
低カリウム血症	四肢脱力，平坦T波，U波，下痢，嘔吐，利尿薬使用，低栄養				○		
急性冠症候群	血圧変動／ショック，徐脈，心電図異常，下顎部・頸部痛，上腹部痛，眼瞼黄色腫，放散痛				○	○	
うっ血性心不全心原性肺水腫	咳，痰，発熱，下腿浮腫，頸静脈怒張，異常心音				○	○	
甲状腺機能亢進症	るい痩，高血圧，頻脈，発熱，四肢振戦，甲状腺腫大，腱反射亢進					○	
心室頻拍	血圧低下，アダムス・ストークス発作，心疾患の既往				○	○	
洞性頻脈	血圧は正常〜上昇，貧血，甲状腺機能亢進症					○	
上室頻拍	ふらつき，眼前暗黒感，胸痛，胸部不快感，WPW症候群，甲状腺機能亢進症，心疾患				○	○	
心房粗動	胸部違和感，弁膜症，心筋症，心肥大				○	○	
心房細動	呼吸困難，息切れ，易疲労感，高血圧，糖尿病，心疾患，慢性閉塞性肺疾患，75歳以上				○	○	
高度房室ブロック	めまい，ふらつき，眼前暗黒感，失神，急性下壁心筋梗塞，異型狭心症，薬剤性，電解質異常					○	
洞不全症候群	めまい，失神，虚血性心疾患，サルコイドーシス，炎症，心筋症，家族性発症，薬剤性					○	
洞性徐脈	めまい，疲労感，失神，加齢，心疾患					○	
心室期外収縮	息切れ，QT時間延長，R on Tに注意，心疾患					○	
心房期外収縮	息切れ，ショートランに注意，心疾患					○	
先天性心疾患	息切れ，チアノーゼ，太鼓のばち状の指，赤血球増加症					○	
肥大型心筋症	息切れ，胸痛，失神，高血圧，大動脈弁疾患，先天性心疾患，貧血，甲状腺機能亢進症					○	
高血圧症	頭痛，頭重感，めまい，耳鳴						○
心筋炎	息切れ，倦怠感，感冒様症状，消化器症状などの前駆症状，ウイルス感染，化学物質，放射線，膠原病					○	
褐色細胞腫	頭痛，発汗，顕著な高血圧，規則性頻拍，高血糖					○	
呼吸器疾患など	息切れ，倦怠感，チアノーゼ，ビア樽状胸郭，胸鎖乳突筋の肥大，喫煙，大気汚染，粉塵，化学物質（蒸気，刺激性物質，煙），受動喫煙					○	
気管支拡張薬	呼吸困難，気管支喘息，慢性閉塞性肺疾患，急性気管支炎					○	
血管作動薬	不安，頭痛，振戦，高血圧，心疾患					○	
甲状腺ホルモン製剤	発汗，暑がり，手のふるえ，体重減少，甲状腺機能低下症					○	
抗不整脈薬	頭痛，めまい，呼吸器・消化器症状					○	

XI 症候別各論

室頻拍や高度房室ブロックを認めた場合には，緊急安静搬送（Hurry but Gently）（p.9，表 I-3 参照）の適応と判断する。

Step 5：全身観察／重点観察

心不全では，下腿浮腫，頸静脈怒張，湿性ラ音，ピンク色の泡沫痰，チアノーゼなどを認めることがある。また，甲状腺の腫大・圧痛や眼球突出を伴う甲状腺疾患，眼瞼結膜の蒼白から貧血を疑うなど，非心原性の動悸を考慮した全身観察を行う。

Step 6：評価・ファーストコール・特定行為

これまでの Step で内因性ロード＆ゴーや緊急安静搬送の適応と判断した場合，例えば動悸の原因が心原性である可能性が高ければ，循環器内科の緊急対応が可能な医療機関へ搬送する。しかし，複数の観点で内因性ロード＆ゴーと判断する場合には，広く対応できる三次医療機関を選択する。

緊急度が高い傷病者ほど，時間の短縮化のために要請内容を簡潔に伝えなければならない。例えば，ファーストコールの時点では意識清明であったとしても，「動悸を訴えた後で失神をきたし，冷や汗を認める」などの情報は緊急度が高いことを予測させる。

Step 7：車内活動

心電図上，不整脈（心室期外収縮の頻発，心室頻拍，頻拍から徐拍への移行，房室ブロックなど）が出現する際は，除細動を準備する。緊急度が高い，または長時間搬送の場合はセカンドコールを行うのが望ましい。心不全徴候を認める場合は起坐位とする。

4　少し詳しい知識として

病歴，生活歴，発症年齢，動悸の発症形式や持続時間，表現の仕方，症状の軽減方法などを詳しく聴取すると，動悸の原因をある程度予測できることがある。以下に例示する。

病歴および生活歴

男性の性生活との関連，不規則な脈拍の自覚，心疾患の既往，5 分以上の症状持続などがあるときに，心疾患による動悸である可能性が高くなる。

年　齢

　年齢は，動悸の原因が心疾患であることの独立した予測因子であるとはいえない。重篤な心室性不整脈は，通常，心疾患を有する患者に起こる。一方で，特発性心室頻拍，先天性 QT 延長症候群によるトルサード・ド・ポアンツ（torsades de pointes）は多くの場合，20 歳までの若年者に発生する。

症状の表現

　動悸の症状はさまざまなかたちで表現される。傷病者の自覚する感覚のなかには，診断のために有用となるものがある（例：規則的に脈打つ，脈がとぶ，急に速くなった，など）。

発症と消失の様式

　動悸の発症および消失の様式が原因を示すことがある。例えば，緩やかな発症および消失は洞性頻脈を示唆しているが，無秩序に起こりしばらく続く動悸は期外収縮による頻拍に起因していることが多い。突発的に発症あるいは消失するような動悸は，上室頻拍または心室頻拍によって引き起こされることがある。また，傷病者が頸動脈洞マッサージやバルサルバ法などの迷走神経刺激を行って，動悸を消失させることに慣れていることもある。このような場合は，上室頻拍を示唆する。

5　ケースシナリオ

Case 6a：発作性心房細動

◆シナリオの解説と病院前活動のポイント

　初期評価では不整脈のほかに皮膚乾燥を認め，「赤 2」と考えた。A・B・C・D ともに安定しており，内因性ロード＆ゴーの適応はないと判断した。Step 3 ではモニター装着により心房細動と判断した。バイタルサインは脈拍数が 110〜155 回／分の頻脈で「赤 1」と考えたが，呼吸困難，息切れ，胸痛など呼吸・循環不全はなく，安定した発作性心房細動であり，初期評価と同様に，内因性ロード＆ゴーの適応はないと判断した。また，心房細動の原因検索の一助として，情報収集（現病歴，既往歴，内服歴など）に努めた。なお，心房細動において自動血圧計では正確な血圧測定ができないことも多いため，その際は橈骨動脈触知により脈の性状を確認しつつ循環を評価する。

◆病院到着後の経過

来院後，超音波検査にて下大静脈の虚脱，血液検査でNa高値，BUN／Creの上昇，ヘマトクリット高値を認めたため，脱水があると考えられた。外来にて点滴加療を行っているうちに，洞調律に復帰し帰宅となった。不整脈の原因は脱水と考えられたが，高血圧，糖尿病と脳梗塞のリスクがあるため，抗凝固薬の適応について循環器内科に紹介した。

◆最終診断

発作性心房細動

Case 6b：心原性ショック（不安定な心室頻拍）

◆シナリオの解説と病院前活動のポイント

通報の段階で，動悸に加えて「胸が苦しい」という訴えがあり，Step 1の状況評価の段階でハイリスク症候と判断した。また，現場では失神を繰り返しており，傷病者自身から肥大型心筋症，心臓弁膜症の情報を得た。動悸を主訴とする傷病者では，動悸の原因が心疾患，不整脈によるものか否かの判断が重要である。Step 2の初期評価では，皮膚の末梢冷感・湿潤と橈骨動脈の微弱・頻脈から「赤1」と考えて内因性ロード＆ゴーを宣言し，Step 6へ移行して車内収容と搬送先医療機関の選定を行い，ファーストコールを伝えた。その後，バイタルサイン測定においても「赤1」を確認し，測定した値と心停止への懸念をセカンドコールで伝えた。

一般に，バイタルサインが安定していても，心室頻拍や高度房室ブロックなどは緊急性が高く，緊急安静搬送の適応となり，心室頻拍の場合は，搬送時に除細動パッドを装着する。なお，非持続性心室頻拍の場合は，緊急性は低く，医療機関において電解質異常や虚血などの原因検索がなされ，循環動態が安定している場合は主として薬剤による治療が行われる。

◆病院到着後の経過

病院到着直後，脈なしの心室頻拍に移行したため，すぐに心肺蘇生が開始され，VA-ECMO（体外式膜型人工肺）を導入してアミオダロン，リドカイン，マグネシウムを投与し，洞調律に復帰した。循環器科による精査では，肥大型心筋症に伴う心室頻拍と診断された。救命救急センターでVA-ECMOの管理と体温管理療法を行い，2週間後，独歩できる状態で循環器科へ転科し，植込み型除細動器の導入を行って自宅退院となった。

◆最終診断

心原性ショック（不安定な心室頻拍）

Case 6a 動悸 (非内因性L&G)	Step 1 状況評価		Step 2 初期評価				Step 3・4 情報収集&バイタル/判断	Step 5 重点観察	Step 6 評価・第1報・特定行為	Step 7 車内活動
時刻	覚知 11：00	現場 11：10	気道	呼吸	循環	中枢神経系	11：15		11：20	11：25
活動場所						現場			事内	車内
バイタル RR							18			20
バイタル SpO2							95			96
バイタル PR／HR							110〜155（不整）赤1			110〜155（不整）
バイタル BP							100／60			120／80
バイタル BT							36.8			37
モニター			気道開通	呼吸正常 赤2	橈骨動脈触知 良好だが、不 整あり 皮膚乾燥あ り、冷感なし	JCS 1 GCS E4V5M6 瞳孔 R3P／L3P		胸痛、末梢冷感・湿潤なし 呼吸音：ウイーズなし 心電図モニター：心房細動 四肢浮腫軽度 神経学的異常なし		JCS 1 GCS E4V5M6
観察		居室内安全 自宅椅子に坐位								
単回				坐位 →						
継続										
処置				→						
情報　収集	通報内容 妻から、[71歳の夫 が農作業後、胸 がどきどきする感じ をして、自宅で休 がして、自宅で休 んでいたが、水分も摂取 していなかった。 症状が続いている ようだ] 携行資機材確認	妻から 農作業後、胸 がどきどきして野菜 の収穫をしてい たが、自宅で休 だ。水分も摂取 していなかった。 1時間くらい前 から胸がどきど きとして休んでい たが改善しない」					B：高血圧、朝から の農作業後、 動悸あり A：なし G：1時間くらい前 から M：明食 A：自立、無職 S：動悸 K：高血圧、糖尿病 の薬 <判断> 非内因性L&G 高血圧の既往でL&G 高血圧の既往のわ りに血圧は低めだ が、脈の不整があ り、動悸以外の症 状はなく、安定し ている	<病態・状況の評価> 急性冠症候群、急性心不 全、脳卒中の所見なし <病態・状況の評価> 心房細動の疑い M：農作業後に発症、脱 水の可能性あり I：動悸 S：頻脈性不整脈、血圧 低め T：処置なし		
情報　伝達	通報内容からハイ リスク症候と判断 しない					非内因性L&G 不整脈			<第1報／指示要請> MIST 循環器科専門施設 搬送時間15分 妻付き添い	<第2報> これまで不整脈の 指摘は散見した

Case 6b 動悸（内因性 L&G）

	Step 1 状況評価		Step 2 初期評価				Step 3/4/5	Step 6	Step 7
	覚知	現場	気道	呼吸	循環	中枢神経系	情報収集＆バイタルサイン/判断・全身観察	評価・第1報・特定行為	車内活動
時刻	20：00	20：10						20：15	20：20
活動場所		現場				車内	車内		20：20
バイタルサイン／モニター　RR							26		28
SpO2							95		94
PR／HR							170　赤1		180
BP							86／54		85／60
BT							36.8		
観察		店内安全 座敷に仰臥位	気道開通	呼吸はやや速い	皮膚は末梢冷感・湿潤あり、橈骨動脈触知弱く、速い 赤1	JCS 10 GCS E3V5M6 瞳孔 R3 P／L3 P	頸静脈怒張なし 背部痛なし 胸の真ん中が圧迫される感じ 心電図モニター→VT波形 心音：収縮期雑音あり 腹痛、心窩部痛なし		JCS 10 GCS E3V5M6 瞳孔 R3 P／L3 P
処置　単回				仰臥位（水平位）→ 酸素投与			除細動パッド装着 →		
処置　継続									
情報　収集	通報内容 会社同僚から、「52歳男性の同僚が、「肥大型心筋症、僧帽弁膜症といわれ、酒屋で飲食中、急に動悸、胸が苦しいと訴え、今じがすると動悸が続いている」 R2 本人から「飲み会中立ち上がろうとしたときに何度か失神した」 赤1 携行資器材確認			内因性 L&G			B：肥大型心筋症、高血圧、居酒屋で急に動悸、胸の圧迫感出現、起立時失神 A：なし G：20時 A：発症時飲食中 A：自立、会社員 S：動悸、胸部圧迫感 K：降圧薬、抗不整脈薬、抗凝固薬	＜評価＞ 心原性ショック疑い ＜特定行為＞ 場合により輸液プロトコル M：突然 I：動悸、胸部圧迫感、末梢湿潤・冷感、失神 S：ショックの所見あり T：酸素投与	
情報　伝達	通報内容からハイリスク症候と判断						＜判断＞ 心室頻拍による循環不全 致死性不整脈移行の可能性あり 他の頻拍の鑑別 内因性 L&G 特定行為の可能性あり 緊急安静搬送	三次医療機関 循環器科医療機関 ＜第1報＞ MIST 内因性 L&G 搬送時間15分 同僚付き添い	＜第2報＞ バイタルは不安定、心停止の可能性あり 内因性 L&G 継続

7. 胸　痛

1 | 「胸痛」と聞いたらこれだけは忘れない

- AED や静脈路確保など急変に備える。
- ショックの有無を早期に認知し，原因に応じて対応する。
- 危険な心室性不整脈（多源性・連発・R on T）を早期に認識する。
- OPQRST を用いて緊急度の高い疾患の胸痛を見出す。

2 | 緊急度の高い疾患・病態

- 循環器系：急性冠症候群，急性大動脈解離，胸部大動脈瘤破裂
- 呼吸器系：肺血栓塞栓症，緊張性気胸
- 消化器系：特発性食道破裂

本症候に関連する疾患の特徴，緊急度と搬送先医療機関の目安を**表XI-12**に示す。

3 | 評価と対応

Step 1：状況評価

通報内容に「胸痛」が含まれ，息苦しさ，不穏，活動性の低下，末梢冷感・湿潤，顔色不良などの症候や「激しい」などの表現を伴う場合はハイリスク症候と考える。

Step 2：初期評価

胸痛を訴える傷病者では，内因性ロード＆ゴーの基準を満たすことが多い。病態の悪化の程度により，C（循環）の異常（皮膚蒼白，末梢冷感・湿潤，橈骨動脈の脈拍触知が微弱，高度頻脈・徐脈などのショック徴候）を認め，さらに B（呼吸）の異常，意識障害を伴う。

Step 3：情報収集およびバイタルサインの測定

SpO_2 が 90％未満の場合に酸素投与を開始し，90％以上を維持できない，または収縮期血圧で 90 mmHg を保てなければ，内因性ロード＆ゴーを適応する。情報収

表XI-12　**胸痛**

疾患など	疾患のポイント（特徴や所見）	緊急度 緊	準	搬	搬送先医療機関 三次	各専門	その他
急性大動脈解離	激烈な痛み，ショック，移動する痛み，血圧左右差，胸痛，収縮期雑音，脳梗塞症状，失神，麻痺，ホルネル症候群	■			○	○	
自然気胸	呼吸音左右差，皮下気腫，頸静脈怒張，気管偏移		■			○	
肺炎	発熱，咳嗽，ラ音，呼吸音左右差					○	
胸膜炎	体動で増悪する胸痛，発熱					○	
急性冠症候群	血圧変動／ショック，徐脈，心電図異常，下顎部・頸部痛，上腹部痛，眼瞼黄色腫，放散痛	■			○	○	
肺血栓塞栓症	胸痛，ショック，喀血，深部静脈血栓に伴う下腿浮腫	■			○	○	
うっ血性心不全心原性肺水腫	咳，痰，発熱，下腿浮腫，頸静脈怒張，異常心音	■			○	○	
肋間神経痛	咳，くしゃみ，深呼吸，ズキズキ・ピリピリした感覚，前かがみや寝返りで響く，片側・誘発点あり，神経の走行に一致			■		○	
帯状疱疹	体幹片側の発赤・水疱・痂皮，ピリピリした感覚			■		○	
胸部大動脈瘤破裂	背部痛，ショック，血痰，呼吸困難，嚥下障害	■			○	○	
心膜炎	体位により軽減，左肩痛，心膜摩擦音，心電図異常	■			○	○	
食道破裂	咳，呼吸困難，頸部皮下気腫，上腹部痛，嘔吐，息ごらえ後	■			○	○	
膵炎	上腹部痛，悪心・嘔吐，発汗，発熱，胸膝位で軽減，食後・飲酒後	■			○	○	
胆石胆嚢炎	右背部～肩痛，過労や過食後，マーフィー徴候，発熱		■			○	
心臓神経症	チクチクした痛み，重篤な疾患の除外			■		○	
胃・十二指腸潰瘍急性胃粘膜病変	空腹時の腹痛，食事と関係した腹痛，痛み止めなどの内服			■		○	

集した結果，表XI-12に示す特徴的な所見のうち緊急度の高い疾患を想定する症状を呈する場合も，内因性ロード&ゴーの適応を考慮する。とくに疼痛に関する情報収集では，OPQRSTを用いることで急性冠症候群に伴う特徴的な所見を聴取することができる。

Step 4：判　断

　緊急度の高い疾患が想定され，バイタルサインの異常や発症様式，疼痛に関する項目（OPQRST），病歴から内因性ロード&ゴーを判断する。

　胸痛では，急性冠症候群など心原性ショックをきたす疾患もあれば，緊張性気胸などに伴う心外閉塞・拘束性ショックや急性大動脈解離，大動脈瘤破裂などにより循環血液量減少性ショックへ至る場合があり，ショックの鑑別が必要となる。これらを勘案した結果で，必要であれば輸液プロトコルの適応を検討する。

Step 5：全身観察／重点観察

　もっとも緊急度が高い急性冠症候群の場合では，心不全徴候（両下腿浮腫，頸静脈怒張，胸部聴診上の湿性ラ音の聴取）を確認する。その他の胸痛をきたす疾患に関連する所見を集める観察を行う。胸部の視診・聴診・触診・打診は重要な手がかりとなる。胸部の観察の際には頸部の観察も必ず行う。とくに呼吸数・呼吸様式の確認は，傷病者の緊急度をもっともよく反映するとされている。また，前述した緊急度の高い疾患に伴って貧血・ショックを呈することがあるため，眼球結膜や口腔粘膜などの観察も併せて行うとよい。

Step 6：評価・ファーストコール・特定行為

　搬送先医療機関選定基準については表VII-12を参照。

　緊急度・重症度が高いと判断されれば，速やかに三次医療機関を選定する。とくに循環器系疾患のうち急性心筋梗塞では，発症から冠動脈再灌流までの時間が予後に影響するとされ，発症から再灌流時間までの総虚血時間の短縮がもっとも重要である。つまり，急性冠症候群の治療は，病院前から始まっていることを十分に理解する必要がある。目標として，発症から再灌流の達成まで120分未満，救急隊の接触から血栓溶解薬の静脈内投与まで30分未満，救急隊の接触から経皮的冠動脈形成術まで90分未満とする。

　急性大動脈解離，胸部大動脈瘤破裂が疑われる場合，三次医療機関を含む循環器内科および心臓血管外科が対応できる医療機関を選定する。搬送実施基準が運用されている地域では，地域メディカルコントロール（MC）協議会の取り決めに従っ

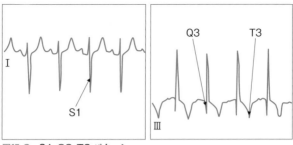

図XI-3 S1 Q3 T3 パターン
Ⅰ誘導：深い S 波 (S1)，Ⅲ誘導：Q 波 (Q3)，陰性 T 波 (T3)

て選定する。

　増悪するショックに対して輸液プロトコル（p.37, 図Ⅵ-1 参照）を適応する際は，心電図変化の有無や病歴，重点観察から心原性ショックを除外する。

Step 7：車内活動

　心電図上，不整脈（心室期外収縮の頻発，心室頻拍，頻拍から徐拍への移行など）を認める際は，心室細動への移行時に除細動がすぐに実施できるよう準備する。緊急度の高い場合や長時間搬送の場合はセカンドコールを行うのが望ましい。心不全徴候を認める場合は起坐位に，心不全徴候を認めないショックの場合はショック体位とする。

4 少し詳しい知識として

　肺血栓塞栓症では右室負荷の所見として，右側前胸部誘導の陰性 T 波，洞性頻脈が高頻度に認められる。中等度以上の急性肺血栓塞栓症で右心負荷を呈する場合には，S1 Q3 T3（図XI-3，Ⅰ誘導の S 波とⅢ誘導の Q 波および陰性 T 波の出現），右脚ブロックを呈することがある。

Case 7a：狭心症（冠攣縮性）

◆シナリオの解説と病院前活動のポイント

60歳男性の突然の胸痛であったため，通報の段階で，ハイリスク症候と判断した。初期評価では頻呼吸であったが呼吸困難は訴えず，橈骨動脈の触知良好で，意識清明であったため循環不全ではないと判断し，内因性ロード＆ゴーは宣言せず，胸痛時の酸素投与についても見合わせた。Step 3の情報収集で，硝酸薬の内服後から症状が改善していることを再度確認した。また，バイタルサインは安定しており，急性心筋梗塞は否定的で，左右差も認めなかったことから，大動脈解離の可能性は低いと考え，引き続き内因性ロード＆ゴーの適応なしで搬送した。

◆病院到着後の経過

症状が消失していたこと，心電図上ST変化が軽減していたことから，同日は循環器系集中治療室に入院し，待機的にカテーテル検査を行うこととなった。

◆最終診断

狭心症（冠攣縮性）

Case 7b：心原性ショック（急性心筋梗塞）

◆シナリオの解説と病院前活動のポイント

若年者であるが，通報の時点で「顔色が悪く」「胸が苦しい」といった訴えがあったことから，ハイリスク症候と判断した。Step 2の初期評価で末梢冷感・湿潤を認め，「赤1」と判断し，橈骨動脈触知微弱のため内因性ロード＆ゴーを宣言し，Step 6へ移行して車内収容し，そのうえでショック（赤1）と高血圧，狭心症の既往など急性冠症候群の危険因子を確認した。また，12誘導心電図の$V_1 \sim V_4$でST上昇を認めたため，致死性不整脈，続いて心停止の発生に留意し，AED，気道・呼吸管理などの準備をして搬送した。

◆病院到着後の経過

救急外来で超音波検査・12誘導心電図を確認し，直ちに緊急カテーテル治療を行った。術後は循環器系集中治療室に入室した。循環が安定したので，自然呼吸での経過観察となった。

◆最終診断

心原性ショック（急性心筋梗塞）

Case 7a 胸痛（非内因性 L&G）

	Step 1 状況評価 覚知	Step 1 現場	Step 2 気道	Step 2 呼吸	Step 2 循環	Step 2 中枢神経系	Step 3／4 情報収集＆バイタル／判断	Step 5 全身観察	Step 6 評価・第1報・特定行為	Step 7 車内活動
時刻	4：15	4：25				4：30			4：35	4：40
活動場所		現場								車内
RR							24			24
SpO₂							96			96
PR／HR							95			95
BP							（右）105／75 （左）100／65			（右）105／75 （左）100／65
BT							36.5			36.5
観察		居室内安全 ベッド上に座位でおり意識清明	気道開通 意識清明 会話可能	頻呼吸	橈骨動脈触知良好で不整なし（12-ECG）	JCS 0 GCS E4V5M6 瞳孔 R 3P／L 3P	四肢麻痺なし 頭痛なし 胸部圧迫感 左肩痛	頚静脈怒張なし 心音異常なし 呼吸音異常なし 下肢浮腫なし 12-ECG（II誘導下）ST 低下		JCS 0 GCS E4V5M6 瞳孔 R 3P／L 3P
処置				半坐位 ↑ 酸素投与を考慮		硝酸薬使用後は回復傾向で、胸痛もしばしば消失。以前から月に数度、同症状の自覚あるも、硝酸薬で対応				
情報 収集 単回／継続	通報内容 妻から「昨日は深酒をしたが、4時ごろ就寝。4時半前ごろから胸痛を発を覚ました。顔色も悪く、呼吸困難症。硝酸薬を飲んで様子を見たが少し改善したが、本人が「よくならない」が救急車を呼ぶように言った」 携行資器材確認 [12]	妻から					O：就寝中に突然 P：とくになし Q：持続痛 R：頻呼吸、痙痛 S：スケール7~3 T：改善傾向	＜病態・状況の評価＞ 安静時狭心症疑い S：突然 M：胸痛・頻呼吸 Q：観察のとおり R：観察のとおり T：高血圧 ＜危険因子＞（高血圧）：あり 糖尿病、脂質異常、肥満、喫煙症、なし	
						B：高血圧 A：なし G：3：55 M：20時 A：自立 S：胸痛（約20分）・圧迫感 K：硝酸薬・抗凝固薬				
伝達	通報内容からハイリスク症候と判断	ハイリスク症候と判断					＜判断＞ 非内因性L&G 酸素投与は不要、迷う場合はMCに相談		＜第1報・指示要請＞ MIST 循環器科専門施設 搬送時間10分 要付き添い	＜第2報＞ 12誘導心電図でST低下を認めるが、本人の症状は改善している

Case 7b 胸痛 (内因性L&G)	Step 1 状況評価		Step 2 初期評価				Step 3/4/5 情報収集&バイタルサイン/判断/全身観察	Step 6 評価・第1報・特定行為	Step 7 車内活動
	覚知	現場	気道	呼吸	循環	中枢神経系			
時刻	8:40	8:50					9:00	8:55	9:10
活動場所					現場		車内		車内
RR							24		24
SpO₂							95		95
PR/HR							114		114
BP							90/60（坐位） 80/40（臥位）		80/40（坐位）赤1 60/40（臥位）
BT							36.2		36
観察	室内安全	布団上に坐位	気道開通	頻呼吸 （浅く速い）	橈骨動脈触知微弱・湿潤 未梢冷感・湿潤 (12-ECG) 赤1	JCS 10 GCS E3V4M5 瞳孔 R 3P/L 3P 苦悶様表情、うめき声	頸静脈怒張なし 下腿浮腫なし 呼吸音：下肺野湿性ラ音 12-ECG：ST 変化なし（I～ III）、ST 上昇（V₁～V₄） 腹部圧痛なし 赤2		AED パッドを装着
処置 単回									
処置 継続			坐位 →	高濃度酸素投与 →	高濃度酸素投与 →				
情報 収集	通報内容 妻から。「35歳の 夫が朝起きてこな いため、様子を見 に行ったら、顔色 が悪く、布団上で 胸を苦しそうにしている」 R2 携行資器材確認		通報内容からハイ リスク症候と判断				B：高血圧・狭心症 A：なし G：8:10 M：昨日 19 時 K：陰圧室・諸検査 胸痛は時間経過とともに改 善せず 体位変化で血圧変動 飲酒および喫煙の習慣あり <判断> ショック 急性心筋梗塞疑い 内因性L&G 特定行為なし 12-ECGの測定・伝送 体位管理	<評価> 急性心筋梗塞疑い <特定行為> 該当せず M：なし I：胸痛、未梢冷感・湿 潤 S：観察のとおり T：高濃度酸素投与	O：突然 P：とくになし Q：胸部正中が締めつけ られるような痛み R：前胸部からみぞおち S：疼痛スケール 8 T：30 分前から （危険因子） 高血圧：あり 糖尿病、脂質異常症、肥 満、喫煙：なし <第2報> バイタルは不安定 心停止の可能性あり 内因性L&G継続
情報 伝達					内因性L&G			三次医療機関 循環器系医療機関選定 <第1報> MIST 内因性L&G 搬送時間 15 分 要行き添い	

7. 胸 痛　　129

8. 背部痛

1 「背部痛」と聞いたらこれだけは忘れない

- ショックの有無を認知し，原因に応じた対応を考える。
- OPQRST を用いて緊急度の高い疾患の背部痛を見出す。
- 内因性ロード＆ゴーに該当しない場合でもバイタルサインの変化に注意する。

2 緊急度の高い疾患・病態

- 循環器系：急性大動脈解離，急性冠症候群
- 呼吸器系：自然気胸，重症肺炎
- 消化器系：特発性食道破裂，上部消化管穿孔，急性膵炎
- 泌尿器系：腎梗塞，重症腎盂腎炎

本症候に関連する疾患の特徴，緊急度と搬送先医療機関の目安を表XI-13に示す。

3 評価と対応

Step 1：状況評価

通報内容に「背部痛」がある場合は，呼吸・循環の異常を念頭に置く。息苦しさ，不穏，活動性の低下，末梢冷感・湿潤，顔色不良などの症候や，「突然の」「激しい」などが情報に含まれる場合はハイリスク症候と考える。

Step 2：初期評価

強い疼痛により頻呼吸を生じる。肺炎や急性心不全による肺水腫により聴診上，異常呼吸音を呈する。気胸，肺炎などによる無気肺，胸水貯留により呼吸音は減弱する。ショック，強い疼痛などによる交感神経の緊張により皮膚色不良，末梢冷感・湿潤，頻脈を呈する。以下にショックを伴いやすい背部痛の原因疾患を示す。

- 急性心筋梗塞など：心原性ショック
- 急性大動脈解離，大動脈瘤破裂などによる出血：循環血液量減少性ショック
- 背部痛からの迷走神経反射や腎盂腎炎による敗血症：血液分布異常によるショック

疾患など	疾患のポイント（特徴や所見）	緊急度			搬送先医療機関		
		緊	準	搬	三次	各専門	その他
急性大動脈解離	激烈な痛み，ショック，移動する痛み，血圧左右差，胸痛，収縮期雑音，脳梗塞症状，失神，麻痺，ホルネル症候群				○	○	
自然気胸	呼吸音左右差，皮下気腫，頸静脈怒張，気管偏移					○	
肺炎	発熱，咳嗽，ラ音，呼吸音左右差					○	
胸膜炎	体動で増悪する胸痛，発熱					○	
急性冠症候群	血圧変動／ショック，徐脈，心電図異常，下顎部・頸部・上腹部痛，眼瞼黄色腫，放散痛				○	○	
肋間神経痛	咳，くしゃみ，深呼吸，ズキズキ・ピリピリした感覚，前かがみや寝返りで響く，片側・誘発点あり，神経の走行に一致					○	
帯状疱疹	体幹片側の発赤・水疱・痂皮，ピリピリした感覚					○	
胸部大動脈瘤破裂	背中の痛み，ショック，血痰，呼吸困難，嚥下障害				○	○	
食道破裂	咳，呼吸困難，頸部皮下気腫，上腹部痛，嘔吐，息こらえ後				○	○	
膵炎	上腹部痛，悪心・嘔吐，発汗，発熱，胸膝位で軽減，食後・飲酒後				○	○	
胆石胆囊炎	右背部〜肩痛，過労や過食後，マーフィー徴候，発熱					○	
インフルエンザ	咳，痰，発熱，意識障害，呼吸不全があれば緊急						○
上部消化管穿孔	上腹部痛，悪心・嘔吐				○		
腎梗塞	側腹部痛，発熱，血圧上昇，心房細動，血尿				○		
腎盂腎炎腎周囲膿瘍	発熱，悪寒，発汗，脱水の評価，腰背部叩打痛					○	
尿路結石	激痛，下腹部への放散痛，間欠的・体動著明，夜間／早朝発症が多い，血尿					○	
化膿性脊椎炎	傍脊柱筋の圧痛，叩打痛，体動時痛，両（上）下肢運動感覚障害，両（上）下肢麻痺，高熱					○	
脊椎外傷後・術後	傍脊柱筋の圧痛，叩打痛，体動時痛，両（上）下肢運動感覚障害					○	
胸椎変性疾患	傍脊柱筋の圧痛，叩打痛，体動時痛，両（上）下肢運動感覚障害					○	
筋肉疲労	傍脊柱筋の圧痛，叩打痛，体動時痛，伸展による疼痛						○

- 急性大動脈解離による心タンポナーデ，緊張性気胸：心外閉塞・拘束性ショック

呼吸・循環の異常や背部痛による苦悶感，虚脱，不穏状態を認め，低酸素血症，高二酸化炭素血症は意識レベル低下の原因となる。急性大動脈解離では失神を合併する場合がある。

Step 3：情報収集およびバイタルサインの測定

SpO_2 が 90％未満の場合に酸素投与を開始し，90％以上を維持できない，または収縮期血圧で 90 mmHg を保てなければ内因性ロード＆ゴーを適応する。また，情報収集した結果，表XI-13 に示す特徴的な所見のうち緊急度の高い疾患を想定する症状を呈する場合も，内因性ロード＆ゴーの適応を考慮する。急性大動脈解離や急性冠症候群を示唆する疼痛かどうかについての情報収集には，OPQRST が有用である。

Step 4：判　断

循環器系疾患を疑ったときはバイタルサインが突然不安定となる可能性を念頭に置く。

Step 5：全身観察／重点観察

もっとも緊急度の高い急性大動脈解離については，さまざまな続発症が認められる（後述）。そのため，主訴が背部痛に限られていたとしても重点観察ではなく全身観察を行い，虚血に伴う症状がないかを確認する。

Step 6：評価・ファーストコール・特定行為

搬送先医療機関選定基準については表XI-13 を参照。

緊急度・重症度の高い疾患を含み，多様な病態が背景となる背部痛の鑑別には現場情報と詳細な病歴が有用となる。患者情報は傷病者の状態悪化や関係者の動揺などにより搬送過程で失われる可能性があるため，早期に MIST などに従った的確なファーストコールを行う。増悪するショックに対して輸液プロトコルを実施する際には，胸痛と同様に，病歴や重点観察から心原性ショックを除外する。

Step 7：車内活動

　心電図上，不整脈（心室期外収縮の頻発，心室頻拍，頻拍から徐拍への移行など）が出現する際は，心室細動への移行時に除細動がすぐに実施できるよう準備する。緊急度の高い，または長時間搬送の場合はセカンドコールを行うのが望ましい。心不全徴候を認める場合は起坐位に，心不全徴候を認めないショックの場合はショック体位とする。体位の変化が症状を悪化させる可能性があるので注意する。

4　少し詳しい知識として

大動脈解離による続発症

　『2020年改訂版 大動脈瘤・大動脈解離診療ガイドライン』によれば，上行大動脈の解離が起こるとさまざまな致死的な続発症が生じるとされている[1]。解離が心嚢内で破裂した場合，心タンポナーデを生じ，急性期の死因としてはもっとも多く，剖検例では70％に確認された。

　冠動脈への解離の波及は，剖検例の3〜7％に認められた。解離は大動脈基部では右冠尖から無冠尖に沿って進展することが多いため，左冠動脈に比べ，右冠動脈に解離による血流障害が生じやすい。脳虚血の合併率は3〜7％である。脳梗塞はほとんどの場合，腕頭動脈や左総頸動脈の狭窄や閉塞により生じる。

　下肢対麻痺は約4％に発症する。下行大動脈の解離によって肋間動脈や腰動脈が狭窄したり真腔から離断されたり，あるいは偽腔が血栓閉塞したりすると，胸椎下部から腰椎上部において前脊髄動脈に結合する分枝（Adamkiewicz動脈）の血流障害が生じ，脊髄上部と下部の分水嶺域である胸髄中部に虚血が生じる。

　腸管虚血は腹腔動脈や上腸間膜動脈の狭窄や閉塞により併発し，その合併率は2〜7％である。腎血流障害は約7％に発症し，乏尿や血尿を呈する。

　腸骨動脈の狭窄・閉塞，時に大動脈狭窄や血栓閉塞による下肢脈拍消失や下肢虚血症状は7〜18％に合併する。

文献

1) 日本循環器学会，日本心臓血管外科学会，日本胸部外科学会，他：2020年改訂版 大動脈瘤・大動脈解離診療ガイドライン．2020，p.27.

XI

症候別各論

ケースシナリオ

Case 8a① : 尿管結石

◆シナリオの解説と病院前活動のポイント

　背部痛を呈する疾患は多様であり，生命に危険を生じる緊急度の高い疾患も含まれる。本症例は，Step 1 の状況評価において「激しい背部痛」でハイリスク症候として腹部大動脈瘤破裂を，また皮膚の蒼白，末梢冷感・湿潤によりショックを疑ったが，Step 2 の初期評価で橈骨動脈が触知良好であったためそのまま Step 3 以下へ進み，バイタルサインの安定を確認した。問診の結果から Step 4 で尿管結石の可能性が高いと判断し，Step 5 の全身観察で尿管結石の可能性をさらに高め，二次医療機関を選定し搬送した。

◆病院到着後の経過

　バイタルサインは安定しており，強い背部痛のためベッド上で落ち着きなく動く様子から尿管結石を疑って採尿したところ，肉眼的血尿を認めた。また，腹部超音波検査で腎盂拡大を，CT で左尿管に約 5 mm 程度の尿管結石を認めた。疼痛管理にて症状が改善したため，後日，泌尿器科を受診する方針として帰宅した。

◆最終診断

　尿管結石

Case 8a② : 急性大動脈解離（Stanford B）

◆シナリオの解説と病院前活動のポイント

　突然の腰背部痛および腹痛を訴えており，覚知の段階でハイリスク症候と判断した。内因性ロード＆ゴーの可能性を考慮して初期評価を開始したが，生理学的徴候に異常を認めなかった。しかしながら状況から大動脈解離が疑われ，専門性の高い診療と増悪時より高度な医療介入が必要と考えた。Step 3 では背部痛および腹痛の評価のため OPQRST を用いた。Step 4 までは比較的安定していると判断したが，急激に悪化する可能性は継続してあると考え，対応を続けることとした。Step 5 による左右下肢の血圧測定で，左下肢の血圧が若干低下していた。神経学的所見も併せて評価し，左下肢にはしびれが認められ「赤2」に該当したが，局所の循環障害によるものと考えられた。他部位は神経学的所見に乏しく，脳卒中は考えにくかったが，脳卒中も対応可能な循環器科専門の二次医療機関へ緊急安静搬送で搬送した。

◆病院到着後の経過

　救急外来において，血圧の上昇に注意しながら緊急造影 CT を行ったところ，急性大動脈解離（Stanford B）を認め，循環器系集中治療室に入室となった。脈拍は60 回／分未満，収縮期血圧は 100〜120 mmHg で厳格にコントロールされ，2 週間

後，一般病棟へ移った。

◆**最終診断**

急性大動脈解離（Stanford B）

Case 8b：急性大動脈解離（Stanford A）

◆**シナリオの解説と病院前活動のポイント**

突然の背部痛にめまい，片側上肢のしびれを合併しており，覚知の段階でハイリスク症候と判断した。内因性ロード＆ゴーの可能性を考慮し初期評価を開始したところ，ショックの徴候を認め，「赤1」と考えた。状況から大動脈解離が疑われ，速やかな医療介入が必要と考えて内因性ロード＆ゴーを宣言し，Step 6に移り，車内収容後，搬送先医療機関を選定した。同時に，ショックに対して高濃度酸素投与を開始した。左上肢の脱力を訴え，バレー徴候陽性であった。車内で迅速にStep 3〜5を実施し，血圧を両側で測定し，有意な差を認めた。また，OPQRSTを用いて背部痛の詳細を聴取した。初期評価の段階では顔面蒼白，末梢冷感・湿潤からショックと判断したが，両側上肢の血圧測定で左上肢の血圧が保たれていたためショックを否定した。しかし急変の可能性があるため，そのまま内因性ロード＆ゴーかつ緊急安静搬送で三次医療機関への搬送となった。

◆**病院到着後の経過**

呼吸・循環動態をなんとか保ちながら緊急造影CTを行ったところ，急性大動脈解離を疑う所見を認めた。心臓血管外科で直ちに手術を行う準備を開始し，手術までは可能なかぎり低い血圧を維持した。

◆**最終診断**

急性大動脈解離（Stanford A）

XI
症候別各論

8. 背部痛　135

Case 8a① 背部痛（非内因性 L&G）

	Step 1 状況評価		Step 2 初期評価				Step 3/4 情報収集&バイタルサイン/判断	Step 5 全身観察	Step 6 評価・第1報・特定行為	Step 7 車内活動
	覚知	現場	気道	呼吸	循環	中枢神経系				
時刻	4：00	4：10						4：15	4：20	4：25
活動場所		現場							車内	車内
バイタルサイン/モニター RR							20	20		20
SpO₂							100	100		100
PR／HR							124	124		120
BP							140／50	130／70（右）138／80（左）		
BT										
観察		室内安全 居室の布団上で 左側臥位	気道開通	頻呼吸、荒い 呼吸音左右差 なし	頻脈で橈骨動脈 触知良好 末梢冷感・湿潤 あり	JCS 0 GCS E4V5M6 瞳孔,R4S／L4S		血圧の左右差なし 腹部の圧痛・腰痛なし 左腰背部に叩打痛 鼠径部に異常なし 発熱なし 上下肢のしびれなし	＜評価＞ 尿路結石疑い ＜特定行為＞ なし M：夜間の突然の背部痛 S： T： / M：片側背部の叩打痛および間欠的な疼痛 S：血尿 T：良肢位の保持	JCS 0 疼痛継続 バイタル安定 発汗継続
処置 単回										
処置 継続										
情報 収集		通報内容 妻から、[47歳の夫が左背中から左脇腹の中から痛がっている。背中から腰径部強く痛がっている。汗をかいて気を訴えているおり痛はやっとり可能] R2 携行資器材確認					B：2年前に急性腰痛症 背部痛で覚醒。次第に側腹部に移動。間欠的、疝痛様治療中 A：花粉症 G：3時ごろから M：昨日17時から飲酒 A：制吐なし S：側腹部痛、悪心 K：尿路排泄促進薬	尿は赤かった O：突然に P：とくになし Q：間欠的で激しい R：背部から側腹部 S：バイタル安定、疼痛スケール8 T：1時間前から		
情報 伝達		通報内容から ハイリスク症候 と判断				非内因性 L&G	＜判断＞ 尿路結石疑い 非内因性 L&G 消化器症状なし 特定行為なし	得られた情報と身体所見から尿路結石の可能性が高い	＜第1報＞ MIST 非内因性 L&G 搬送時間20分 妻付き添い	＜第2報＞ なし

Case 8a② 背部痛 (非内因性L&G)	Step 1 状況評価		Step 2 初期評価				Step 3・4 情報収集&バイタルサイン・判断	Step 5 重点観察	Step 6 評価・第1報・特定行為	Step 7 車内活動
時刻	覚知 18:00	現場 18:10	気道	呼吸	循環	中枢神経系	18:15		18:35	18:45
活動場所		現場				現場				車内
バイタル/モニター RR							24			28
SpO₂							93			92
PR／HR							112（整）			118
BP							(右) 160／72 (左) 160／72			(右) 160／70 (左) 148／67
BT							36.3			36
観察	居室内安全 自宅居室内に坐位、歩行不可能 外傷エピソードなし 図2		気道開通	やや頻呼吸 痛みに伴い	橈骨動脈触知良好 不整なし 左右差なし	JCS 1 GCS E4V5M6 瞳孔R3P／L3P	圧痛なし デファンスなし 反跳痛なし 叩打痛なし	下肢浮腫なし 頚静脈怒張なし 呼吸音清音 グル音正常 表2 左下肢しびれ・左足背 微弱	JCS 1 GCS E4V5M6 瞳孔R3P／L3P	末梢冷感・湿潤 左下肢不全麻痺
				左下肢やや末梢冷感・湿潤なし						
処置		仰臥位（水平位） →					酸素投与を考慮			酸素マスク4L/分開始
情報 収集	通報内容 妻から、「52歳の夫が、突然腰背部や背部と腹部の痛みを訴え、顔色が悪い」 携行資器材確認 図2	妻から「1週間前から腰背部や腹部の痛み・鎮痛薬を服用し、みを訴え自宅で様子をみていた。本日は腰痛と腰背部痛を訴え、市販薬を内服後も改善せず」		左下肢やや末梢冷感・湿潤なし		非内因性L&G	B：高血圧放置 1週間前から腰背部痛の悪化 A：なし G：17時 M：12時ごろ少量 A：自立 S：腰背部痛および腹痛 K：とくになし O：17時ごろから急に大動脈解離疑い P：とくになし Q：腰背部から腹部しびれ感 R：左下肢のしびれ、背部 S：疼痛スケール8 T：時間とともに軽減	＜判断＞ 非内因性L&G 急変の可能性あり 特定行為なし	＜疼痛・状況の評価＞ 大動脈解離疑い M：1週間前より I：腹痛・腰背部 S：観察のとおり T：とくになし	
伝達		通報内容からハイリスク症候とリスク症候と判断 ハイリスク症候と判断						非内因性L&G 急変の可能性あり 特定行為なし	＜第1報・指示要請＞ MIST 循環器専門施設/救命救急センター 搬送時間10分 妻付き添い	＜第2報＞ 麻痺の確認 SpO₂低下で酸素投与開始 緊急安静搬送

Case 8b 背部痛 (内因性 L&G)		Step 1 状況評価		Step 2 初期評価				Step 6 評価・第1報・特定行為	Step 3 / 4 / 5 情報収集&バイタルサイン・判断/全身観察	Step 7 車内活動
		覚知	現場	気道	呼吸	循環	中枢神経系			
時刻		4：30	4：40					4：45	4：55	5：00
活動場所				現場					車内	
バイタルサイン／モニター	RR								30	
	SpO₂								99	
	PR／HR								100	
	BP								(左)112／60 (右)80／35	
	BT							36.3	37.7	
観察			室内安全 玄関で仰臥位	気道開通	呼吸左右正常 やや頻呼吸	橈骨動脈触知 微弱 末梢冷感・湿潤 赤1	JCS 1 GCS E4V5M6 瞳孔R3P／L3P 左上肢でドロッ プテスト陽性		血圧左右差あり 頸静脈怒張なし 左手に軽度の麻痺 悪心あり 赤2 めまいあり 背部痛の移動なし	瞳孔R4P／L4P ECG：洞調律
処置	単回				仰臥位（水平位）→					
	継続				高濃度酸素投与 →					
情報	収集	通報内容 本人から、「65歳男性です。本日0時ごき、自宅で入浴中にめまいを自覚、様子をみたが先ほどから突然の胸背部痛と左手のしびれをが出てきた」 携行資器材確認 通報内容からバイタルスク症候と判断 R2		内因性L&G				＜評価＞ 大動脈解離疑い ＜特定行為＞ M：就理中 I：突然の胸背部痛 S：観察のとおり T：高濃度酸素投与	B：動脈硬化 A：なし G：0時ごろ M：22時 S：制限なし K：なし	O：4：20ごろに突然 P：なし Q：引き裂かれるよう R：胸部 S：耐え難い疼痛、疼痛スケール10 T：40分前
	伝達							三次医療機関選定 専門科医療機関 ＜第1報＞ MIST 内因性L&G 搬送時間10分 付き添いなし	＜判断＞ 大動脈解離疑い 内因性L&G 特定行為なし	＜第2報＞ 容態に変化なし 内因性L&G 継続

9. 腰　痛

1 ｜「腰痛」と聞いたらこれだけは忘れない

- 突然の激しい腰痛は大動脈疾患を疑う。
- 筋骨格系だけでなく胸腹部臓器も原因となる。
- 疼痛の性状に注意する。

2 ｜ 緊急度の高い疾患・病態

- 循環器系：腹部大動脈瘤破裂，大動脈解離
- 産婦人科系：異所性妊娠（子宮外妊娠）

本症候に関連する疾患の特徴，緊急度と搬送先医療機関の目安を表XI-14に示す。

3 ｜ 評価と対応

Step 1：状況評価

　通報内容が「腰痛」の場合は，胸腹部臓器と筋骨格系の双方の原因疾患を考える。
　大血管の破裂，異所性妊娠破裂などの循環の異常も鑑別に入れ，「突然の」「激しい」「冷や汗や顔色不良を伴う」などの表現が情報に含まれる場合はハイリスク症候と判断する。

Step 2：初期評価

　ショック以外に強い疼痛によっても交感神経の緊張により皮膚色不良，末梢冷感・湿潤，頻脈を呈する。以下にショックを伴いやすい腰痛の原因疾患を示す。

- 腹部大動脈瘤破裂，大動脈解離，異所性妊娠破裂などによる出血：循環血液量減少性ショック
- 感染症（化膿性脊椎炎，腎盂腎炎など）：血液分布異常性ショック。感染に伴う敗血症性ショック
- 尿管結石による腰痛からの迷走神経反射で徐脈を呈することがある。

表XI-14 腰痛

疾患など	疾患のポイント（特徴や所見）	緊急度			搬送先医療機関		
		緊	準	搬	三次	各専門	その他
急性大動脈解離	移動性の激烈な胸痛・背部痛，上肢血圧の左右差，ショック，四肢麻痺	■			○	○	
腎盂腎炎 腎周囲膿瘍	発熱，悪寒，発汗，脱水の評価，腰背部叩打痛		■			○	
尿路結石	激痛，下腹部への放散痛，間欠的・体動著明，夜間／早朝発症が多い，血尿		■			○	
化膿性脊椎炎	傍脊柱筋の圧痛，叩打痛，体動時痛，両（上）下肢運動感覚障害，両（上）下肢麻痺，高熱		■			○	
筋肉疲労	傍脊柱筋の圧痛，叩打痛，体動時痛，伸展による疼痛			■			○
腹部大動脈瘤破裂	急激な痛み，体性痛，ショック，腹部の拍動性の腫瘤，腹部の膨張	■			○	○	
腎結石	背部叩打痛，感染があれば腎盂腎炎（発熱）		■			○	
異所性妊娠	急激な痛み，体性痛，ショック，腹部の膨張	■				○	
腰椎椎間板ヘルニア	両（上）下肢運動感覚障害					○	
腰椎捻挫	傍脊柱筋の圧痛，叩打痛，体動時痛			■			○
変形性脊椎症	傍脊柱筋の圧痛，叩打痛，体動時痛			■			○

Step 3：情報収集およびバイタルサインの測定

　情報収集では，発症形式，痛みの程度，疼痛部位の移動や既往歴を確認する。大動脈解離では血圧の左右差があり，低い側の血圧でショックと誤認する場合があるため，疑ったら左右で血圧を測定する。

Step 4：判　断

　胸腹部臓器疾患のなかでも大動脈疾患を疑ったら，バイタルサインが安定していて内因性ロード＆ゴーの適応外の場合でも Step 5 に進み，慎重に全身観察を行う。

Step 5：全身観察／重点観察

　大動脈疾患を疑ったら，下肢の色調の変化，両側足背動脈の触知の有無，血圧の左右差や上下肢差なども観察項目に含める。腹部大動脈瘤が疑われた場合は愛護的に腹部触診にて拍動性腫瘤を確認する。

　腰椎椎間板ヘルニア，変形性脊椎症では末梢神経障害により，腹部大動脈解離では脊髄への血流低下により，各々下肢の運動，感覚障害を合併する場合があり，脳卒中との鑑別を要することがある。

Step 6：評価・ファーストコール・特定行為

　腰痛の原因疾患に大動脈疾患や異所性妊娠など緊急度・重症度の高い疾患が含まれ，鑑別には多くの現場情報と詳細な病歴（妊娠の有無など）が有用となる。内臓痛なのか体性痛なのかの鑑別も重要である。

Step 7：車内活動

　腹部大動脈瘤破裂など，表XI-14 に示す緊急度の高い疾患が疑われた場合には，急激な血圧低下に注意する。ショックの場合はショック体位とするのが基本であるが，体位の変化が症状を悪化させる可能性があるので注意する。

4 ┃ 少し詳しい知識として

　腰痛の大部分は原因が不明であるといわれている（非特異的腰痛）。ただし，この原因不明のものは緊急度が高くなく，むしろ残りの傷病者のなかに緊急度の高い，見逃してはならない疾患（腫瘍，感染，骨折）や胸腹部臓器が原因である疾患が隠れている。そのような疾患を鑑別するために必要な情報を収集することが重要になる（表XI-15）。

腰椎捻挫（ぎっくり腰）

　腰椎は，それぞれ左右に関節包に包まれた椎間関節があり，椎間板や靱帯，筋肉でつながっている。この関節包，椎間板，靱帯，筋肉などの一部が運動中に腰を無理にねじったり，中腰でものを持ち上げるような不用意な動作の瞬間に引きのばされたり，断裂したりして腰痛を生じる。

表XI-15 **重篤な脊椎疾患（腫瘍，感染，骨折など）の合併を疑うべき red flags（危険信号）**

- ・発症年齢＜20 歳または＞55 歳
- ・時間や活動性に関係のない腰痛
- ・胸部痛
- ・がん，ステロイド治療，HIV 感染の既往
- ・栄養不良
- ・体重減少
- ・広範囲に及ぶ神経症状
- ・構築性脊椎変形
- ・発熱

（日本整形外科学会，日本腰痛学会・監，日本整形外科学会診療ガイドライン委員会，腰痛診療ガイドライン策定委員会・編：腰痛診療ガイドライン 2019．改訂第2 版，南江堂，東京，2019，p.23．より許諾を得て転載）

腹部大動脈瘤破裂

　致死的な疾患である。腹痛，血圧低下，腹部拍動性腫瘤が古典的三徴であるが，いずれも認めない症例は 50％とも報告されている[1]。腰痛で発症することも多い。腹部大動脈瘤の危険因子は，男性，65 歳以上，喫煙，高血圧，大動脈瘤の家族歴があげられる。とくに，喫煙は重要な危険因子である。

5 | ケースシナリオ

Case 9a：腰椎捻挫（ぎっくり腰）

◆シナリオの解説と病院前活動のポイント

　急な発症であるため，Step 1 の状況評価ではハイリスク症候と判断した。Step 2 では呼吸・循環は安定し，意識清明であり，内因性ロード＆ゴーの適応ではなかった。その後，Step 3 の情報収集で発症状況を確認することによって筋骨格系が原因となる腰痛を疑い，同様に内因性ロード＆ゴーの適応はなしとした。同様の状況において発症の既往を確認することもポイントである。本症例の症状は，体動時の腰痛だけで，下肢の感覚障害や麻痺は認めない。椎間板ヘルニア，骨粗鬆症による脊椎圧迫骨折などが原疾患となる可能性があるため，待機的に整形外科的な精査を行う必要がある。

◆病院到着後の経過

　救急外来で CT 検査をしたが，胸腹部臓器に異常を認めなかった。鎮痛薬の投与

で症状は改善して歩行可能となり，下肢に麻痺や感覚障害を認めなかったため，後日，MRIなどの精査を行うことを目的に整形外科に紹介する方針となり，帰宅した。

◆最終診断

腰椎捻挫（ぎっくり腰）

Case 9b：出血性ショック（腹部大動脈瘤破裂）

◆シナリオの解説と病院前活動のポイント

顔色不良と悪心を伴う腰痛により，覚知の段階でハイリスク症候と判断した。初期評価ではやや頻呼吸であったが，橈骨動脈の触知は良好であったため，内因性ロード＆ゴーの宣言は見合わせた。しかし，Step 3で血圧測定を行った結果，ショックであることが明らかとなり，「赤1」と判断して内因性ロード＆ゴーを宣言した。Step 5の全身観察から，腹部に強い拍動性の腫瘤を触れたため，腹部大動脈瘤破裂を疑い，搬送先医療機関を選定してファーストコールを行った。同時に出血性ショックと考えられたことから，輸液プロトコルに従い，指示要請を行って輸液を実施し，緊急安静搬送（Hurry but Gently）となった。

腹部大動脈瘤では，同疾患の既往を本人・家族に確認することや，愛護的に腹部を触診し，拍動性腫瘤を触れるかどうかを確認することが病態判断のポイントとなる。腰痛を主訴とする際，初期評価やバイタルサイン測定で安定していても，全身観察などで拍動性腫瘤を触れる場合には内因性ロード＆ゴーと判断し，緊急安静搬送を心がける。

◆病院到着後の経過

胸部から骨盤にかけての造影CT撮影を行ったところ，腎動脈分岐部以下から両側総腸骨動脈まで最大径8 cmの腹部大動脈瘤，および腹腔内出血を伴わない左後腹膜血腫と造影剤血管外漏出像を認め，腹部大動脈瘤破裂による出血性ショックと診断した。腹部大動脈瘤に対して緊急で人工血管置換術を行い，術後，集中治療室に入院となった。

◆最終診断

出血性ショック（腹部大動脈瘤破裂）

文　献

1) Rubano E, Mehta N, Caputo W, et al：Systematic review：Emergency department bedside ultra-sonography for diagnosing suspected abdominal aortic aneurysm. Acad Emerg Med 20：128-138, 2013.

Case 9a 腰痛（非内因性 L&G）

	Step 1 状況評価		Step 2 初期評価				Step 3/4 情報収集＆バイタルサイン／判断	Step 5 重点観察	Step 6 評価・第1報・特定行為	Step 7 車内活動
	覚知	現場	気道	呼吸	循環	中枢神経系				
活動場所		現場								車内
時刻	8：10	8：20								8：35
RR							24	24		20
SpO₂							98	98		98
PR/HR							90	90		85
BP							135／85	135／85		124／82
BT							35.8	35.8		35.9
観察		現場安全 会社の休憩室のベッドの上で、側臥位で横になっている	気道開通	呼吸正常	循環正常 橈骨動脈触知良好 リズム正常 （HR 90程度）	JCS 0 GCS E4V5M6 瞳孔 R 3P／L 3P 運動麻痺なし	体動で痛みが強く動けない	全身外傷なし 下肢運動異常なし 下肢感覚異常なし ラセーグ徴候なし	仰臥位（水平位） ＜病態・状況の評価＞ 腰椎捻挫疑い M：急性腰痛、重作業 I：腰痛 T：側臥位	JCS 0 GCS E4V5M6 瞳孔 R 3P／L 3P
処置（単回）										
処置（継続）		側臥位 →						→	→	
情報（収集）	通報内容から、「52歳男性の同僚で、重いダンボール箱を持ち上げようとして、急に右腰部の痛みを訴え、動けなくなってしまった」 携行資器材確認 [P2] 通報内容からハイリスク症候と判断					非内因性 L&G	B：腰痛 A：スギ花粉 G：8時 M：7時 A：健常 S：体動困難な腰痛 K：降圧薬 ＜判断＞ 非内因性 L&G	O：重労働中に突然 P：体動時に悪化 Q：鈍痛、発作的に出現 R：右腰部、放散なし S：バイタル安定 T：疼痛スケール8 症状継続	＜第1報／指示要請＞ MIST 整形外科医が診察可能な二次医療機関が望ましい 搬送時間10分 要付き添い	＜第2報＞ なし
情報（伝達）										

Case 9b 腰痛 (内因性L&G)	Step 1 状況評価		Step 2 初期評価				Step 3・4 情報収集＆バイタルサイン/判断	Step 5 全身観察	Step 6 評価・第1報・特定行為	Step 7 車内活動
	覚知	現場	気道	呼吸	循環	中枢神経系				
時刻	8：00	8：10					8：15		8：20	8：30
活動場所			現場						車内	
RR							24			24
SpO₂							97			98
PR／HR							110			102
BP							85／56（左右差なし 赤1）			80／49（輸液前）／95／57（輸液後）
BT							36.8℃			
観察		室内安全 自宅2階へドミ上で悪心と腰痛を訴える	気道開通	呼吸音左右正常 やや頻呼吸	橈骨動脈触知良好 頻脈	JCS 1 GCS E4V5M6 瞳孔 R 3P／L 3P	持続痛あり 体動で症状変化なし	悪心あり 背部叩打痛なし 腹部に拍動性腫瘤あり 両側足背動脈は触知		JCS 1 GCS E4V5M6 瞳孔 R 3P／L 3P
処置 単回			仰臥位（水平位）→							
処置 継続						高濃度酸素投与 →				静脈路確保 輸液
情報 収集	通報内容 妻から、「76歳の夫が朝から顔色が悪く、気持ちが悪い、腰が痛いと言っている」R2 携行資器材確認						B：朝起きてから悪心、腰痛あり、様子をみていたが改善しない A：なし G：当日6時ごろ M：前日19時半ごろ A：自立 S：悪心、腰痛 K：経口糖尿病薬、降圧薬	O：6時ごろ P：起床時に突然自覚、以降持続する強い痛み Q：鈍痛 R：腹部全体、圧迫感あり S：悪心、腰部全体、腹部の拍動性腫瘤 T：腰痛出現から2時間	<評価> 腹部大動脈瘤 破裂の疑い <特定行為> 輸液プロトコル M：朝起きてから急に S：ショック T：6時発症	
情報 伝達	通報内容からハイリスク症候と判断		非内因性L&G				<判断> 腹部大動脈瘤破裂の疑い ついて内因性L&G		三次または集中治療が可能な医療機関 <第1報・指示要請> MIST 内因性L&G 輸液プロトコルの指示要請 搬送時間20分 要件付き添い	<第2報> 内因性L&G継続 静脈路確保 輸液後、血圧改善 緊急安静搬送

10. 体温異常

1 「体温異常」と聞いたらこれだけは忘れない

- 体温上昇には生理的な発熱と非生理的な高体温が含まれる。
- 重症熱中症では DIC（播種性血管内凝固症候群）や臓器障害を合併することが多い。
- 低体温傷病者では徐脈，徐呼吸のためバイタルサインの測定を慎重に行う。
- 高度低体温傷病者では，観察や搬送時の刺激による心室細動の誘発に注意する。

2 緊急度の高い疾患・病態

- 体温上昇：成人の 40℃ 以上では，生理学的異常のほかに脳，腎臓，肝臓などの器質的な臓器障害を合併する可能性が高くなる。
- 体温低下：30℃ 未満では，不用意な刺激により心室細動などの致死性不整脈を生じるリスクがあり，緊急安静搬送（Hurry but Gently）の適応となる。

本症候に関連する疾患の特徴，緊急度と搬送先医療機関の目安を表XI-16 に示す。

3 評価と対応

Step 1：状況評価

　発生場所（屋外，屋内，車内など）の状況を確認する。環境障害，炎症，薬物やアルコール，中枢神経障害，内分泌などの要因を疑う。傷病者が複数いる場合は応援要請を行う。

　高齢者では屋内においても熱中症や低体温症を生じやすいことや，乳幼児や小児などでは育児放棄などの虐待も念頭に置く。

Step 2：初期評価

　重症熱中症では末梢冷感・湿潤，発汗を認めないことがある。低体温の場合には，呼吸・循環の確認は 30〜45 秒かけて行う。環境障害を疑ったら，初期評価後に速やかな車内収容も考慮する。

疾患など	疾患のポイント （特徴や所見）	緊急度			搬送先医療機関		
		緊	準	搬	三次	各専門	その他
感染症 （髄膜炎，脳炎）	発熱，意識障害，項部硬直	■			○	○	
肺炎	発熱，咳嗽，ラ音，呼吸音左右差		■			○	
中毒	ショック，意識障害，喘鳴	■			○		
甲状腺機能亢進症	るい痩，高血圧，頻脈，発熱，四肢振戦，甲状腺腫大，腱反射亢進		■			○	
褐色細胞腫	頭痛，発汗，顕著な高血圧，規則性頻拍，高血糖		■			○	
インフルエンザ	咳，痰，発熱，意識障害，呼吸不全があれば緊急						○
腎盂腎炎 腎周囲膿瘍	発熱，悪寒，発汗，脱水の評価，腰背部叩打痛		■			○	
悪性高熱症	頻脈，不整脈，赤褐色尿，向精神薬	■			○		
アルコール離脱	興奮，痙攣，振戦		■			○	
熱中症	発汗，皮膚乾燥，痙攣，虚脱感，頭痛，嘔吐，意識障害，密閉居室，高温多湿環境		■		○	○	
偶発性低体温症 （軽度 35～32℃）	頻呼吸，頻脈，シバリング，血圧上昇，PR間隔延長		■			○	
偶発性低体温症 （中等度 32～28℃）	せん妄，徐呼吸，徐脈，血圧上昇から低下へ，J波，不整脈	■			○		
偶発性低体温症 （高度 28℃未満）	昏睡，無呼吸，徐脈，不整脈，血圧低下，J波	■			○		

Step 3：情報収集およびバイタルサインの測定

　低体温傷病者では徐脈，徐呼吸のため，バイタルサインの測定を慎重に行う。寒冷環境下や高度な低体温時は，正確な体温測定ができない場合がある。

　現場に家族や関係者がいない場合があり，十分な情報収集ができないことが多い。精神疾患の既往がある傷病者では，悪性症候群を視野に入れて向精神薬の内服歴を確認する。

Step 4：判　断

　環境因子から熱中症が疑われた場合でも，発熱をきたす疾患との鑑別が必要になる。脳卒中による意識障害などの内因性疾患が先行し，高体温になっている場合もある。

　意識障害を呈していることが多いため，Step 3 で現場の状況以外の情報が得られない場合は，Step 5 の全身観察に移行する。

Step 5：全身観察／重点観察

　敗血症では血圧が低くても手足が暖かい場合がある。高熱の直前に悪寒に伴って生じる戦慄（シバリング）と体温上昇により，痙攣の区別が困難な場合がある。また，低体温時にもシバリングを認めることがある。

Step 6：評価・ファーストコール・特定行為

　高度な体温異常の場合には，集中治療管理が可能な医療機関を選定する。高度な低体温における心機能停止状態での心室細動では，電気ショックは 1 回にとどめることや，アドレナリン投与は行わないことについて，地域メディカルコントロール（MC）協議会のプロトコルを確認する。

　熱中症や低体温の傷病者で，輸液プロトコルの適応となるケースもあるが，一刻も早い搬送が優先される場合が多いため，特定行為により現場滞在時間が延長することがないように注意する。

　意識障害が認められ，その原因が不明確な場合，A・B・C・D の再評価を行ないながら，早期に医療機関へ到着することを考える。

Step 7：車内活動

（1）低体温

　致死性不整脈の出現に注意する。救急車内をエアコンで暖めておき，傷病者には毛布などによる保温に努めて増悪を防ぐ。電気毛布などによる不用意な体表面からの加温は循環虚脱を招くおそれがあるため避ける。

（2）高体温

　熱中症では，衣類を緩め，救急車内のエアコンで車内温度を可能なかぎり下げる。しかし，これらの手段による体温降下には時間を要するため，効果は限定的である。

4 少し詳しい知識として[1)] [2)]

一定の体温を維持するメカニズムとして，視床下部に体温調節中枢がある。身体各部や脳の温度は体温調節中枢によってモニターされ体温が保たれる。

体温の低下に対しては，体表の血管が収縮して熱の放散を減らし，シバリング（ふるえ）と呼ばれる骨格筋の小刻みな不随意収縮が生じて熱産生を増やす。体温の上昇に対しては，体表の血管が拡張して放熱を増やし，必要に応じて分泌される汗が気化熱を奪って体温を下げる。発熱では，深部体温が体温調節中枢のセットポイントに到達するまでは悪寒戦慄（シバリング）を伴う。しかし，セットポイント到達後は悪寒・戦慄を認めず，発汗が停止すればさらなる体温上昇をきたし得る。

発熱は何らかの原因で体温調節中枢の設定温度が上昇した「意図的に体温を上げている状態」であるのに対して，熱中症による高体温は，種々の原因で身体に熱が蓄積し，体温調節機能が破綻した「意図的ではない温度上昇の状態」である。

文　献
1) 救急救命士標準テキスト編集委員会・編：救急救命士標準テキスト．改訂第10版，へるす出版，東京，p.540.
2) 日本内科学会専門医制度審議会 救急委員会：内科救急診療指針2022．総合医学社，東京，2022，pp108-109.

5 ケースシナリオ

Case 10a：Ⅱ度熱中症

◆シナリオの解説と病院前活動のポイント

Step 1の状況評価で，炎天下の除草中の発症であるため，熱中症，脱水が強く疑われたが，除草剤や殺虫剤の使用についても確認した。Step 2の初期評価では，大量発汗を認めたが，橈骨動脈が触知良好で，呼吸も安定していた。意識レベルはJCS 2と見当識障害があったが，瞳孔の異常，運動麻痺はともになく，内因性ロード＆ゴーの適応はないと考えた。Step 3でバイタルサインは安定しており，情報収集の結果，暑熱環境における体調不良（熱中症）が強く疑われ，PCECへの移行は見合わせた。また，新型コロナウイルス感染症（COVID-19）も同様の症状を呈する場合があり，感染対策を現場の隊員と再確認してStep 5に進んだ。全身観察の結果，呼吸器感染症の可能性は低いと判断し，熱中症を強く疑い，車内温度を最低に設定して医療機関へ搬送した。

◆病院到着後の経過

救急外来でのX線検査，CTにおいて，肺炎などの感染症はなく，高度の脱水症，

腎機能低下を認め，体温管理，安静，輸液を実施し，経過観察入院となった。

◆**最終診断**

Ⅱ度熱中症

Case 10b① : 偶発性低体温症による心停止

◆**シナリオの解説と病院前活動のポイント**

　覚知の段階で心肺停止が疑われ（R1と判断），口頭指導がなされた。現場では家族による心肺蘇生（CPR）は未実施の状態で，Step 2の初期評価において，体幹の触診で高度低体温と判断し，呼吸・循環の確認を30～45秒かけて行い，徐呼吸と総頸動脈で弱く脈を触知した。「赤1」で内因性ロード＆ゴーを宣言し，Step 6に移り，車内収容と搬送先医療機関を選定した。同時にバイタルサインでは血圧測定困難であり（赤1），心電図では，QRS群の終末に出るオズボーン波（J波）が認められた。高度低体温ではそのほか，T波逆転，PQ・QR・QTの延長がみられることがある。低体温症では心筋の易刺激性が亢進し心室細動へ移行しやすいため，緊急安静搬送とした。しかし，口腔内分泌物に対して吸引を行ったところ心室細動を生じた。直ちに除細動を1回実施したが効果はなく，CPRを継続し搬送した。1回目の除細動が無効であった場合に，2回目以降の除細動に関しては明確な根拠はない。復温しつつ質の高いCPRを継続する。

◆**病院到着後の経過**

　救急外来において徐脈性の無脈性電気活動（pulseless electrical activity；PEA）であったため，CPRを継続しながら経皮的心肺補助装置（extracorporeal membrane oxygenation；VA-ECMO）が導入され，復温を含めた蘇生処置が行われ，集中治療室に入室した。

◆**最終診断**

偶発性低体温症による心停止

Case 10b② : 敗血症性ショック（急性腎盂腎炎）

◆**シナリオの解説と病院前活動のポイント**

　覚知の段階と現場での関係者より得られた「右背部痛を訴えていた」「嘔吐を認めた」「受け答えがはっきりしない」などの情報から，ハイリスク症候には該当しないと判断した。Step 2の初期評価では，呼吸・循環は安定しており，JCS 1であったため，内因性ロード＆ゴーは宣言しなかった。しかし，Step 3でショックが明らかとなり（赤1），内因性ロード＆ゴーを宣言して高濃度酸素投与を開始した。Ⅱ型糖尿病でインスリン治療中かつ食事摂取不良と考えられたが，JCS 1のため血糖値測定は実施しなかった。Step 5の全身観察では，背部痛の左右差や疼痛の広がりを確

認し，右背部叩打痛を認めた。また，背部痛に発熱を伴っている場合，本事例のように腎臓の可能性が高くなる。quick SOFA（qSOFA）単独で敗血症を診断することは難しいが，集中治療室以外で，敗血症のスクリーニング法として用いられている。本事例では，呼吸回数30回／分，収縮期血圧76 mmHg，意識レベル低下の3項目を満たし，敗血症を疑った。Step 6において，急性腎盂腎炎による敗血症性ショックと判断し，特定行為である輸液プロトコルの指示要請を行い，乳酸リンゲル液の急速投与を開始したところ，血圧が改善し，安全に医療機関へ搬送することができた。

◆病院到着後の経過

敗血症によると考えられる血液分布異常性ショックに対して輸液および昇圧薬の投与を実施し，ショックは改善した。感染巣の精査を行い，膿尿を認め，造影CTを実施した結果，急性腎盂腎炎による敗血症性ショックの診断に至った。抗菌薬の投与を開始し，精査および全身管理目的で集中治療室に入院となった。

◆最終診断

敗血症性ショック（急性腎盂腎炎）

Case 10a 体温異常（非内因性 L&G）		Step 1 状況評価		Step 2 初期評価				Step 3/4 情報収集＆バイタル ルフィン・判断	Step 5 全身観察	Step 6 評価・第1報・特定行為	Step 7 車内活動
		覚知	現場	気道	呼吸	循環	中枢神経系				車内
時刻		14:30	14:40		14:41			14:43			14:45
活動場所					現場					事内	車内
バイタルサイン／モニター	RR				23			22			22
	SpO₂				96			95			95
	PR／HR					95		95（整）			95（整）
	BP							120／60			120／60
	BT							38.2			38.2
観察			居室内涼しい。仰臥位、出血・失禁・嘔吐なし。水は飲んでいる	気道開通		末梢冷感・湿潤なし 橈骨動脈触知良好 大量発汗あり		JCS 2 GCS E4V4M6 瞳孔 R3P／L3P 脳ヘルニア徴候なし		発汗著明 四肢脱力あり 運動麻痺なし 下肢の筋緊張あり		
処置	単回											
	継続									救急車冷房等、自力で水分摂取を継続		
情報	収集	通報内容 家族から、「72歳の母が自宅で除草中、気分が悪くなった。涼しい部屋で休ませているが熱感があり、具合が悪そうなため救急要請した」	除草剤や殺虫剤の使用がないことを確認	携行資器材確認 119番通報時、呼吸の異常はない、冷や汗はなく顔色は悪くない、会話可能 通報内容からハイリスク症候と判断しない				B：高血圧、糖尿病 A：なし G：通報の30分前 M：12時 A：自立 S：気分不良、足の運搬 K：血圧・糖尿病内服薬			
	伝達						非内因性 L&G	＜判断＞ ショックではない ［赤1］ なし 内因性L&G 適応外 特定行為なし		＜病態・状況の評価＞ 環境因子による熱中症を疑う M：炎天下で自宅の除草中発症 I：気分不良、下肢の筋緊 S：ショックではない、 T：救急車冷房等、自力で 水分摂取を継続 ＜第1報・指示要請＞ ＜第Ⅱ度熱中症＞ 搬送時間約20分 家族同乗あり	＜第2報＞ 車内にて嘔吐1回 意識レベルの変容 なし 搬送中の冷却可能なか さり冷却を実施 病院到着予定時刻 15:05

Case 10b①　体温異常（内因性L&G）

	Step 1 状況評価	Step 2 初期評価	Step 3/4/5 情報収集&バイタルサイン/判断・全身観察	Step 6 評価・第1報・特定行為	Step 7 車内活動
時刻	覚知 9:01 ／ 現場 9:10	9:11	車内	9:17	9:24
活動場所	現場	気道／呼吸／循環／中枢神経系	車内	第1報・特定行為	

バイタルサイン／モニター

	現場			車内
RR	(4回/分)（エラー）	(20回/分)		
SpO₂	測定不能（エラー）			
PR/HR	測定不能（エラー）		30	心室細動
BP	測定不能（エラー）			
BT			10	
心電図			徐拍、J波	心室細動出現（気道吸引刺激により）

観察

- Step 1：室内（2月）暖房なし 自宅の寝室布団の上で仰臥位
- Step 2（気道）：明らかな閉塞を示す所見なし
- Step 2（呼吸）：30秒かけての観察により、呼吸を確認
- Step 2（循環）：自発動作触れず 総頸動脈で弱く、遅い脈を触知
- Step 2（中枢神経系）：JCS 10　GCS E3V1M3　瞳孔 R4S／L4S

処置

- 酸素投与
- 除細動 1回実施
- CPR開始

収集

- 通報内容　娘さんの父が「74歳の父が寝室で反応がなく、冷たくなっている」
- 別居家族（娘）が一人暮らし宅を訪問し発見、119番通報。口頭指導されるが未実施
- 携行資器材確認
- CPA疑い　口頭指導実施　R1

伝達

- Step 2：内因性L&G
- Step 6：
  - ＜評価＞ 低体温症疑い
    - M：意識障害、低体温
    - I：意識障害で弱く
    - S：ショック
    - T：酸素、保温
  - 三次医療機関／集中治療が可能な医療機関選定
  - ＜第1報＞ 内因性L&G MIST 搬送時間20分 妻付き添い
- Step 3/4/5：
  - B：脊柱管狭窄症、高血圧
  - A：なし
  - G：不明
  - M：毎晩18時
  - A：脊柱管狭窄症により下肢に軽度の麻痺
  - S：意識障害、低体温
  - K：高血圧
  - ＜判断＞ ショック状態 意識障害（低体温症の疑い）内因性L&G 緊急安静搬送
- Step 7：＜第2報＞ CPAに移行

Case 10b②　体温異常（内因性 L&G）

	Step 1 状況評価		Step 2 初期評価				Step 3/4 情報収集&バイタルサイン／判断	Step 5 重点観察	Step 6 評価・第1報・特定行為	Step 7 車内活動
	覚知	現場	気道	呼吸	循環	中枢神経系				
活動場所		現場		現場					事内	車内
時刻	10:20	10:30					10:40	10:45	10:50	10:50
バイタルサインモニター RR							24	30		30
SpO₂							93	98		100
PR／HR							112	118		115
BP							赤1　81／54	（右）76／51 （左）78／54		96／63
BT							38.6			38.8
観察　単回／継続		居室安全 自宅寝室の布団内で横になり、ぐったりしている	気道開通	呼吸：速い〈悪い〉 呼吸音の左右差なし	橈骨動脈触知可 末梢冷感・湿潤 蒼白なし 熱感あり 左右差なし	JCS 1 GCS E4V5M6 瞳孔 R4P／L4P 左片麻痺（既存）		血圧左右差なし 熱感あり 右背部 右背部叩打で鈍痛		JCS 1 GCS E4V5M6 瞳孔 R4P／L4P
処置				仰臥位（水平位）　→			高濃度酸素投与　→			静脈路確保
情報　収集	通報内容 夫から、[68歳の妻が昨日から具合が悪く、今日になって熱が出てきてぐったりしている] 携行資器材確認	夫から [2日前から下痢が頻回なのをお茶で水分補給をよくむつ交換をよくできていなかった] 「昨日から嘔吐しはじめている」右背部を痛がっていて、受け答えも普段よりよくない」					B：3年前に脳梗塞（左片麻痺） 糖尿病（II型） A：なし G：昨夜から M：昨日12時に昼食（夜から水分補給のみ） A：要介護2（排便はおむつ） S：右腹部痛、悪心、下痢、発熱 K：インスリン自己注射 バイアスピリン内服	<qSOFA> 呼吸数：30 意識変容：あり 血圧：76／51	<病態・状況の評価> 敗血症性ショック疑い 急性腎盂腎炎疑い <特定行為> 輸液プロトコル M：昨日から右背部痛と嘔吐 I：本日から発熱と意識の混濁 S：ショック T：高濃度酸素投与、指示要請 ／ 乳酸リンゲル液急速投与	静脈路確保
伝達		通報内容から関係者の説明がバイアスピリン症候らバイアスピリン症候と判断しない候と判断しない	非内因性 L&G				<判断> 内因性 L&G	<判断> 敗血症の可能性 ショックのため内因性 L&G	<第1報・指示要請> MIST 三次または集中治療が可能な医療機関選定 ショック、輸液プロトコル指示要請 搬送時間20分 夫付き添い	<第2報> 静脈路確保、輸液開始 <第3報> 輸液後、血圧改善 高体温継続

11. 固形異物誤飲

1 「固形異物誤飲」と聞いたらこれだけは忘れない

- まず気道と呼吸の評価を行う。
- 誤嚥による気道閉塞や低酸素に注意する。
- 異物の性状によっては緊急に摘出が必要となる。

2 緊急度の高い疾患・病態

- 呼吸器系：気道閉塞
- 消化器系：異物による消化管穿孔
- その他：中毒
- 注意すべき誤飲物：医薬品，たばこ（成人なら約2本以上，小児なら約1本），防虫剤，ボタン型電池

本症候に関連する疾患の特徴，緊急度と搬送先医療機関の目安を表XI-17に示す。

3 評価と対応

Step 1：状況評価

小児，高齢者，精神障害者に多い。虐待も考慮する必要がある。気道閉塞では，窒息のサイン（チョークサイン）を示すこともある。

Step 2：初期評価

A（気道），B（呼吸）：異物による閉塞，発声できない，咳ができない，弱く高い声，あえぎ呼吸，シーソー呼吸，陥没呼吸，上気道の閉塞による吸気雑音，吸気時喘鳴（ストライダー）などを確認する。

D（中枢神経系）：低酸素により不穏状態，痙攣，意識障害を生じる。

異物による窒息が明らかで，反応がある場合は背部叩打法，無効な場合は腹部突き上げ法を実施する。

窒息により意識を失った場合は心停止アルゴリズムに移行し，仰臥位にして胸骨圧迫と人工呼吸を行いながら医療機関選定と搬送を急ぐ。可能であれば気道閉塞の

表XI-17 　固形異物誤飲

疾患など	疾患のポイント（特徴や所見）	緊急度			搬送先医療機関		
		緊	準	搬	三次	各専門	その他
口紅 リップクリーム	一過性の悪心・嘔吐，下痢，薬用リップ（カンフル含有）の場合には，大量摂取で中毒症状 （カンフル非含有製品の場合は毒性低い）						○
マニキュア液 除光液	悪心・嘔吐，誤嚥による咳，呼吸困難 〔溶剤（アセトン，エタノール）含有製品は注意〕					○	
たばこ	悪心・嘔吐，下痢，めまい，頻脈，顔面蒼白，不機嫌，過呼吸，不整脈 致死量：成人は約2本以上，小児は約1本					○	
蚊取りマット	悪心・嘔吐，下痢，めまい，顔面蒼白，口唇・舌のしびれ感，痙攣 1～2枚程度の誤食では中毒症状の発現なし						○
カンフル（防虫剤）	悪心・嘔吐，口腔・上部消化管の灼熱感，興奮，痙攣，呼吸不全，昏睡 致死量：成人は2g，小児は0.7～1.0g					○	
歯磨き （フッ素含有）	下痢，腹痛，脱水，電解質異常による循環器症状 中毒量：約5～10mg／kg						○
ポット洗浄剤	悪心・嘔吐，下痢，腹痛，口腔，咽頭，食道粘膜の炎症，びらん 小児の誤食程度では重篤な中毒は起こらない						○
芳香剤（固形）	嘔吐，嘔吐による誤嚥 トイレ芳香ボールの場合：最少経口致死量：857mg／kg					○	
乾燥剤 （塩化カルシウム）	悪心・嘔吐，下痢，胃部不快感，軽度の腹痛 致死量：成人で30g					○	
ボタン型電池	嘔吐，腹膜刺激徴候 リチウム電池は高電圧のため組織を障害					○	

有無を確認し，気道開通のために必要だと判断すれば地域のプロトコルに従って気管挿管を行う。ただし挿管する場合は，異物を気管の中に押し込まないように注意する。

　内因性ロード＆ゴーを宣言したらStep 6に移行し，車内収容と搬送先医療機関の選定を急ぐ。

Step 3：情報収集およびバイタルサインの測定

　異物の種類，飲み込んだ時刻，嘔吐があれば吐物，犯罪性，自損，飲酒，薬物内服などを確認する。バイタルサインから内因性ロード＆ゴーの適応を判断する。

Step 4：判　断

　Step 3までの評価と情報から，内因性ロード＆ゴーの適応と特定行為の適応を判断し，全身観察に進む。

Step 5：全身観察／重点観察

　咳，発声，呼吸様式，呼吸音，泣き方・表情，皮膚や口唇の色，口腔内の性状や異物残存の有無，胸腹部の症状の有無などを確認する。

Step 6：評価・ファーストコール・特定行為

　内視鏡，気管支鏡検査，手術などを要するか，緊急性があるかを判断し，搬送先医療機関の選定を行う。

Step 7：車内活動

　悪心・嘔吐がある場合は側臥位や回復体位を考慮する。吐物は吐物袋などに入れ医療機関に持参する。搬送中の窒息への移行に注意し，対応できるよう準備しておく。

4 少し詳しい知識として

小児の誤飲事故

　厚生労働省の報告[1]で示された，「小児誤嚥事故の推移」を図XI-4に示す。報告では，小児の誤飲における症状として，悪心・嘔吐，腹痛，下痢，呼吸時の気道雑音，

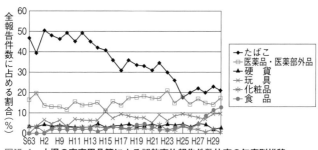

図XI-4　小児の家庭用品等による誤飲事故報告件数比率の年度別推移
（厚生労働省医薬・生活衛生局　医薬品審査管理課化学物質安全対策室：2018年度家庭用品等に係る健康被害病院モニター報告．2019．p.15．より引用）

表XI-18　乳児には1錠でも危険な薬物

・カルシウム拮抗薬	・β遮断薬
・三環系抗うつ薬	・経口糖尿病薬
・麻薬	・テオフィリン
・クロルプロマジン	・クロロキン
・キニン類抗不整脈薬	・樟脳
・経皮吸収パッチ（ニトログリセリン，ニコチン）	

（林寛之，前田重信：Dr. 林のワクワク救急トリアージ；臨床推論の1st step！　メディカ出版，大阪，2014，p.230．より引用）

意識障害などがあげられている。発生時刻は親が家庭内で生活する午後5時以降に件数が増加する傾向にある。乳児には1錠でも危険な薬物を表XI-18に示す。

高齢者の誤飲・誤食事故

　消費者庁の資料[2]によると，65歳以上の高齢者における誤飲・誤食事故の合計318件のうち，63件は入院を要した事例であった。製品別の事故件数を図XI-5に示す。

文　献
1）厚生労働省医薬・生活衛生局　医薬品審査管理課化学物質安全対策室：2018年度家庭用品等に係る健康被害病院モニター報告．2019．
2）消費者庁：高齢者の誤飲・誤食事故に注意しましょう！医薬品の包装シート，義歯，洗剤や漂白剤の誤飲が目立ちます．2019．

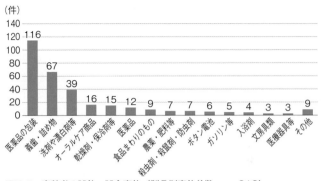

図XI-5　高齢者の誤飲・誤食事故（製品別事故件数，n=318）
（消費者庁：高齢者の誤飲・誤食事故に注意しましょう！医薬品の包装シート，義歯，洗剤や漂白剤の誤飲が目立ちます．2019，p.3．より引用）

<table>
<tr><td>5</td><td>ケースシナリオ</td></tr>
</table>

Case 11a：食道内異物（PTP シート誤飲）

◆シナリオの解説と病院前活動のポイント

　Step 2 の初期評価で会話が可能であり，咳をしていないことから，異物が気道を閉塞していないと判断した．この確認が緊急度判定の重要なポイントとなる．発声の有無，チョークサインや吸気性の喘鳴，陥没呼吸などを迅速に評価し，気道閉塞の有無を判断する．Step 3 で SpO_2 は維持されており，血圧も安定していた．異物が気道にない（食道以下の消化管内にある）と判断し，誤飲した物の内容を聴取した．ボタン型電池など短時間に消化管の壁に潰瘍をつくってしまう物や，PTP など消化管の壁を傷つけ消化管穿孔を生じる可能性のある物，中毒の可能性のある物など危険性の高い物質の誤飲に注意する．Step 5 で前頸部の圧痛を認め，下咽頭や食道での PTP 包装の停留が疑われたため，Step 6 で内視鏡が可能な医療機関を選定した．Step 7 においては，異物が気道異物でないが，喉頭異物や嘔吐による閉塞など気道異物につながる状況も考慮し，継続的に再評価を行いながら医療機関へ搬送した．

◆病院到着後の経過

　胸腹部 CT の結果，食道内に PTP シートの残存を確認した．内視鏡にて除去され帰宅となった．

◆最終診断

　食道内異物（PTP シート誤飲）

Case 11b：肉塊による気道閉塞

◆シナリオの解説と病院前活動のポイント

Step 1 で覚知の情報から気道狭窄または閉塞を疑い、ハイリスク症候と判断した。Step 2 の初期評価で食物による高度気道狭窄と判断し、背部叩打法を実施するも改善せず、すぐに腹部突き上げ法を実施したところ、肉塊が排出された。再度の初期評価にて JCS I 桁、顔面チアノーゼ、気道開通、頻呼吸、聴診で吸気時喘鳴、頻脈、末梢冷感・湿潤を認めた。全体としては接触時より改善傾向と考えられたが、内因性ロード＆ゴーの継続とし、Step 6 に移行して車内収容後に搬送医療機関を選定し、ファーストコールを行った。その間、傷病者の状態はさらに改善し、バイタルサインも安定したため内因性ロード＆ゴーを解除し、セカンドコールで搬送先に伝えた。

固形異物誤飲では、その異物が気道を閉塞しているか否かが緊急度判定の重要なポイントである。発声の有無、チョークサインや吸気性の喘鳴、陥没呼吸などを迅速に判断し、必要に応じて気道異物の除去を試みる。また、本事例では処置により気道異物が排出されたが、気道に残存している可能性もあることから、気道と呼吸の評価を継続した。

◆病院到着後の経過

救急活動にて異物は除去されたが、咳き込みと咽頭部の違和感が続くため喉頭内視鏡検査を行ったところ、少量の肉塊の残存を確認したため鎮静下に除去された。腹部 CT などを行い経過観察となったが、腹部突き上げによる影響はなく、翌日退院となった。

◆最終診断

肉塊による気道閉塞

Case 11a 固形異物誤飲（非内因性L&G）

	Step 1 状況評価		Step 2 初期評価				Step 3／4 情報収集＆バイタルサイン／判断	Step 5 全身観察	Step 6 評価・第1報・特定行為	Step 7 車内活動
	覚知	現場	気道	呼吸	循環	中枢神経系				
時刻	7：00	7：35				7：40			7：45	7：50
活動場所		現場								車内
RR							24			24
SpO₂							97			98
PR／HR							102			105
BP							140／90			145／90
BT							36.5			36.5
観察		ダイニング椅子に座っている	気道開通 会話可能 嗄声状なし	やや頻呼吸	橈骨動脈触知 知良好 末梢冷感・ 湿潤なし	JCS 2 GCS E4V4M6 瞳孔 R3 P／L3 P		口腔内に唾液貯留 頸部圧痛あり 聴診：喘鳴・捻髪音 なし		JCS 1 GCS E4V4M6 瞳孔 R3P／L3P 喉の痛みを訴える
処置（単回・継続）			坐位				← 楽な姿勢 →			
情報 収集	通報内容 妻から「71歳」「異を内 夫が錠剤を内 服した後から、む 持続する喉の痛みを訴え、息 異物感で息苦しそうになり、息 しそうにして「薬が包装シートで いる」 [R2] 携行資器材確 認	妻から 妻から「異を服用後から喉の 包装の...、む咽の痛みを訴え、息 異物感...るようになり、息 しそうにして「薬が包装シートで となくなっていた」					B：内服後から喉下痛。 高血圧、糖尿病 A：なし M：6時半 A：自立。物忘れ多い S：喉下痢 K：降圧薬、経口糖尿病薬 <判断> 非内因性L&G ・喉下の停留や食道でのPTP 包装の停留が疑われる ・アナフィラキシー、気 道閉塞は否定的	O：薬服用後、突然 P：喉下時 Q：喉の異物感 R：喉頭部 S：なし T：通報時は息苦 しく、悪心が あった。今は 喉下痛が強い	<病態・状況の評価> 食道異物（PTP包装 シート） M：PTP包装シートの 誤飲 S：嚥下痛 O：観察どおり T：6：40発症	
情報 伝達	通報内容からハイリスク症候と 判断	通報内容からハイリスク症候と 判断					非内因性L&G	非内因性L&G	<第1報・指示要請> 非内因性L&G MIST 搬送先：内視鏡が可能 な医療機関 搬送時間30分 要付き添い	<第2報> なし

Case 11b 固形異物誤飲（内因性L&G）

	Step 1 状況評価		Step 2 初期評価					Step 6	Step 3/4/5	Step 7
	覚知	現場	気道	呼吸	気道・呼吸（再）	循環	中枢神経系	評価・第1報・特定行為	情報収集&バイタルサイン 判断/全身観察	車内活動
時刻	12：30	12：35			12：36				12：40	12：45
活動場所		現場			現場				車内	車内
RR								42	24	24
SpO₂								93	95	95
PR/HR								130	100	90
BP								165／75	145／55	135／50
BT									36.5	
観察		自宅内安全。椅子に座っており、嘔込むような動作および「チョークサイン」	気道確保 JCS1桁 会話不可能（会話できず或いは咳き込みあり）チョークサイン	頻呼吸 吸気時の狭窄音 顔面チアノーゼ 赤1 示1	肉塊が排出 気道開通 頻呼吸、聴診で吸気時喘鳴あり	橈骨動脈触知良好 末梢冷感・湿潤あり	JCS 3 GCS E4V1M6 瞳孔 R3P/L3P	JCS 3	顔面チアノーゼ、ほぼ消失 若干の末梢冷感・湿潤あり 口腔内には少量の唾液 咽頭違和感・咳き込みあり 聴診で吸気に喘鳴あり	JCS 0 GCS E4V5M6
処置（単回/継続）		携行資器材確認	背部叩打法・腹部突き上げ法 → 高濃度酸素投与		腹部突き上げ法の後、気道と呼吸の再評価			高濃度酸素投与	接触時に比べて改善	気道と呼吸の評価を継続
情報 収集	通報内容 妻から、「80歳の夫が自宅にて食事をしており、肉じゃがを食べていたら、突然、直後から顔色が悪くなり、嘔込み出した」R2	妻から「12：20ごろから一緒に食事をしており、肉じゃがを食べた」						M：気道狭窄 I：顔面チアノーゼ S：観察のとおり T：高濃度酸素投与	B：高血圧 A：なし G：12：20 M：12：20 S：自立 S：咽頭部の違和感 K：降圧薬 O：食事中に突然 P：とくになし Q：違和感 R：咽頭部 S：頻呼吸 T：10分前	
情報 伝達	通報内容からハイリスク症候候補と判断	内因性L&G ハイリスク症候と判断	内因性L&G（高度気道狭窄）		内因性L&G			＜第1報＞ 内因性L&G ＜特定行為＞ 該当せず MIST 搬送先：三次医療機関 搬送時間10分	＜判断＞ 肉塊による気道閉塞が一時的に起こった模様。現在、気道は開通しているが、或きき込みがあると同時に咽頭部の違和感を訴える 内因性L&Gを解除	＜第2報＞ 会話可能、意識清明となった

12. 悪心・嘔吐

1 │ 「悪心・嘔吐」と聞いたらこれだけは忘れない

- 悪心・嘔吐は，中枢神経系疾患や循環器系疾患においても生じる。
- 嘔吐には窒息のリスクがある。
- 吐物の性状は，病態を判断するうえで重要な情報である。
- 吐物に対しては標準予防策を講じる。

2 │ 緊急度の高い疾患・病態

- 消化器系：腸閉塞，敗血症を伴う胆管炎・胆嚢炎，汎発性腹膜炎など
- 中枢神経系：くも膜下出血，脳出血，急性水頭症など
- 薬物・内分泌系：急性中毒，糖尿病ケトアシドーシス，肝不全など
- 循環器系：急性冠症候群，心原性ショック
- その他：急性中毒

本症候に関連する疾患の特徴，緊急度と搬送先医療機関の目安を**表XI-19**に示す。

3 │ 評価と対応

Step 1：状況評価

　感染や毒物曝露への予防策を講じ，悪心・嘔吐が生じた環境を観察する。吐物の量や臭気・色などの性状も確認する。

Step 2：初期評価

　嘔吐による気道閉塞，誤嚥による呼吸不全に注意する。

　循環器系疾患に起因し，頻脈以外に徐脈，不整脈を伴うことがある。頻回の嘔吐により循環血液量減少性ショックを生じることがある。

　くも膜下出血が疑われる場合，再出血を防ぐため愛護的に対応する。

疾患など	疾患のポイント (特徴や所見)	緊急度			搬送先医療機関		
		緊	準	搬	三次	各専門	その他
感染症（髄膜炎，脳炎）	発熱，意識障害，項部硬直				○	○	
くも膜下出血	激しい頭痛，嘔吐，意識障害，髄膜刺激徴候 (項部硬直は発症直後なし)				○	○	
脳出血	頭蓋内圧亢進症状（意識障害，嘔吐），神経局在徴候（片麻痺，失語など），高血圧，抗凝固薬内服				○	○	
脳梗塞	上肢血圧の左右差，四肢麻痺，不整脈					○	
片頭痛	拍動性，通常片側性，羞明，悪心・嘔吐，顔面蒼白，前兆					○	
急性冠症候群	血圧変動／ショック，徐脈，心電図異常，下顎部・頸部痛，上腹部痛，眼瞼黄色腫，放散痛				○	○	
中毒	ショック，意識障害，喘鳴				○		
腸閉塞	腹部膨満，脱水，腸雑音亢進					○	
胆石 胆嚢炎	右上腹部痛，マーフィー徴候					○	
汎発性腹膜炎	圧痛，反跳痛，ショック					○	
恐怖・ヒステリー	ドロッピングテスト陽性，強制開眼に抵抗，意識障害，不安						○
糖尿病ケトアシドーシス	頻呼吸，脱水，糖尿病				○		
肝不全	頻呼吸，黄疸，ショック，肝疾患，アルコール					○	
末梢性めまい	眼振，歩行障害					○	
悪阻（つわり）	食欲不振，腹部の膨隆（妊娠）					○	
胃・十二指腸潰瘍 急性胃粘膜病変	空腹時の腹痛，食事と関係した腹痛，痛み止めなどの内服					○	

Step 3：情報収集およびバイタルサインの測定

　暴飲・暴食，飲酒，腐敗しやすい食材，薬物・毒物などの摂取歴を確認する。食前の嘔吐は妊娠初期，尿毒症，アルコール依存症を，食後の嘔吐は上部消化管の疾患を鑑別に入れる。吐物から糞便臭がする場合には腸閉塞を疑う。

Step 4：判　断

　ショックを確認したら，輸液プロトコルの適応を判断する。脳卒中が疑われたら PSLS，進行する意識障害では PCEC を考慮する。くも膜下出血が疑われたら緊急安静搬送（Hurry but Gently）で対応する。

Step 5：全身観察／重点観察

　中枢性の嘔吐が疑われる傷病者では PSLS，PCEC に従い，重点観察または全身観察を選択する。腹部の観察では圧痛の部位，腹膜刺激徴候に注意する。

　意識障害を伴う嘔吐では，脳卒中などの中枢神経系疾患，代謝性疾患，急性薬物中毒に起因することが多い。耳疾患が疑われたら，聴力や眼振について確認する。

Step 6：評価・ファーストコール・特定行為

　中枢神経系疾患が疑われたら，一次脳卒中センター（primary stroke center；PSC）や CT 撮影が可能な医療機関を選定する。重度の意識障害や呼吸不全がある場合には，三次医療機関へ搬送する。消化器系疾患が疑われたら緊急開腹術の可能な外科系医療機関を選定する。

　ファーストコールでは，吐物の性状，色調，臭気，血液混入，食物残渣の有無なども伝える。中毒や感染性疾患が疑われたら，ほかに同様の症状を呈する傷病者の有無を確認する。

Step 7：車内活動

　意識障害のある傷病者では誤嚥による気道閉塞を予防するため，側臥位の搬送を考慮する。口腔内の吐物は吸引器などを用いて除去する。救急車の揺れやスピードの変化により，嘔吐を誘発することがあるので，運転にも配慮する。吐物は必要に応じて密閉した容器で医療機関へ携行する。

　救急車内が吐物で汚染された場合には，感染性腸炎患者の吐物に準じた消毒が終わるまで次の傷病者搬送に使用しない。

4　少し詳しい知識として

嘔吐のメカニズム

　嘔吐は，何らかの原因で嘔吐中枢が刺激されることにより生じる。唾液分泌亢進，

末梢冷感・湿潤，顔面蒼白，めまい，徐脈，頻脈，血圧低下などの自律神経症状を伴うことがある。悪心は同様の刺激により起こり，嘔吐運動に至らないものと考えられるが，悪心を伴わない嘔吐もある。脳内にある嘔吐中枢への入力には，以下の4つの経路があると考えられている。

（1）大脳皮質からの入力

精神的あるいは感情的な要因によっても嘔吐は起こる。頭蓋内圧亢進や腫瘍，血管病変などが，直接または間接的に嘔吐中枢を刺激する。脳室への機械的刺激も嘔吐中枢への入力となる。

（2）化学受容器引金帯からの入力

脳幹の最後野と呼ばれる部位は，代謝物，ホルモン，薬物，細菌の毒素などさまざまな催吐性刺激を受けるため化学受容器引金帯（chemoreceptor trigger zone；CTZ）と呼ばれ，神経伝達物質やモルヒネ，ジギタリスなどが刺激となる[1]。

（3）前庭器からの入力

身体の回転運動や前庭の病変により内耳が刺激されると，神経を介して嘔吐中枢が刺激される。

（4）胸腹部または消化器系臓器からの入力

咽頭，心臓，肝臓，消化管，腹膜，腹部・骨盤臓器の機械的受容体あるいは肝臓，消化管の化学受容体が刺激されると，交感・副交感神経を介して嘔吐中枢が刺激される。消化管閉塞があると，消化管運動により消化管が過伸展し，嘔吐反射が惹起される。また，消化液の分泌増加が加わるとさらに伸展し，嘔吐刺激は悪化すると考えられる。

文 献

1) 日本緩和医療学会ガイドライン統括委員会・編：「がん患者の消化器症状の緩和に関するガイドライン 2017 年版．金原出版，東京，2017，pp14-16.
https://www.jspm.ne.jp/guidelines/gastro/2017/pdf/gastro2017.pdf

5 ケースシナリオ

Case 12a：小脳梗塞

◆シナリオの解説と病院前活動のポイント

Step 1 で，通報内容は突然の嘔吐であったが，頭痛を伴わず，嘔吐量も少ないと推定し，ハイリスク症候とは判断しなかった。Step 2 の初期評価では呼吸は安定し，頻脈であるが橈骨動脈の触知は良好であった。中枢神経系の評価では，めまいにより開眼困難であり，見当識は良好で，瞳孔異常や運動麻痺はなかったため内因性ロード＆ゴーの宣言をしなかったが，言語（構音）障害を認めた。Step 3 の情報収集で，

高血圧はあるものの，他のバイタルサインは安定していた。言語障害を伴い，突然発症のめまいであることから脳卒中を疑い，PSLS に移行した。Step 5 の重点観察で左上下肢の運動失調を認め，脳卒中疑いとして医療機関を選定した。頭痛を認めなくても脳出血は否定できず，開頭血腫除去術の適応となる可能性があるため，医療機関選定の条件には緊急開頭術が可能であることも含めた。また，CPSS が 1 項目でも陽性であれば t-PA 療法の適応となる可能性があるため，一次脳卒中センター（PSC）またはそれに準じた医療機関を選定する。治療にあたり，発症時刻，既往歴，内服薬，家族の同乗有無などの情報はとくに重要となる。

悪心・嘔吐は，心疾患，中枢神経疾患など他の領域の病態によっても生じ得るため，現病歴，既往歴，現場で得た情報，身体所見などから総合的に判断する。また，急性期脳卒中は内因性ロード＆ゴーの適応とならなくても，可及的速やかに搬送しなければならない。

◆病院到着後の経過

救急外来での CT で頭蓋内出血はなく，MRI で左小脳に脳梗塞を認め，NIHSS のスコアが 3 点〔「7. 運動失調」：2 肢（2 点），「10. 構音障害」：軽度から中等度（1 点）〕であったため，t-PA 療法の適応とはならず，保存的加療目的の入院となった。

◆最終診断

小脳梗塞

Case 12b：敗血症性ショック（絞扼性腸閉塞）

◆シナリオの解説と病院前活動のポイント

Step 1 で，嘔吐に腹痛を伴い動けないとの情報から，ハイリスク症候と判断した。Step 2 の初期評価では呼吸・循環は安定し，意識清明であったため，内因性ロード＆ゴーの適応はないと考えたが，Step 3 において，発熱を伴うショック状態であることが確認できて「赤 1」と判断し，内因性ロード＆ゴーを宣言した。また情報収集の結果，急激な発症であり，開腹手術歴があることが判明した。これらの状況に加え，Step 5 では，持続的な鋭い痛みと腹膜刺激徴候を伴っており，ショックの原因が敗血症による血液分布異常性ショックであると考え，Step 6 で緊急開腹と術後の集中治療が可能な三次医療機関を選定した。さらに，同病院に輸液プロトコルに従って指示要請し，急速輸液を開始すると同時に現場を出発した。

◆病院到着後の経過

救急外来において血液検査，腹部単純 X 線撮影，腹部造影 CT などの結果から，大腸がん開腹術後の絞扼性腸閉塞と診断され，緊急開腹術となった。

◆最終診断

敗血症性ショック（絞扼性腸閉塞）

Case 12a 悪心・嘔吐（非内因性 L&G）

	Step 1 状況評価（覚知）	Step 1 状況評価（現場）	Step 2 初期評価（気道）	Step 2（呼吸）	Step 2（循環）	Step 2（中枢神経系）	Step 3/4 情報収集＆バイタルサイン・判断	Step 5 重点観察（PSLS）	Step 6 評価・第1報・特定行為	Step 7 車内活動
時刻	6：45	6：50				現場				7：05
活動場所									車内	
RR							20			20
SpO$_2$							95			99
PR／HR							102			98
BP							184／96			182／88
BT							36.4			36.4
観察	居宅内は安全 自宅1階居間 ソファに、側臥位で気分不快を訴えている		気道開通 JCS II桁 [キモリ…ガ…ウワイ]	呼吸：やや速い	橈骨動脈触知 良好だが やや速い 皮膚は湿潤	JCS 10 GCS E3V5M6 ※めまいで開眼困難 瞳孔 R3P／L3P 四肢の運動麻痺なし 言語障害（CPSS）	B：高血圧・突然の嘔吐、めまい、腹痛、下痢はない A：なし G：今朝 突然 M：昨日21時 A：自立 S：嘔吐 K：なし	皮膚湿潤 体動時に嘔吐 見当識障害なし 持続性めまい 左右上下肢夫調あり 言語障害なし（CPSS）（1点／消防庁7項目）	<病態・状況の評価> 脳卒中疑い M：今朝、嘔吐、言語障害 I：めまい、嘔吐、言語障害 S：高血圧 T：なし	JCS 10 GCS E3V5M6 ※めまいで開眼困難 眼困難 瞳孔：R3P／L3P 疼痛の程度・部位変化なし
処置（単回）			水平位 →							
処置（継続）										
情報（収集）	通報内容 娘から、「82歳の母が今朝6時ごろに突然嘔吐、今も続いて嘔吐、吐物は水様で多くない」 携行資器材確認 吐物による感染防止のため標準予防策を実施					非内因性 L&G	<判断> 非内因性 L&G 脳卒中疑い PSLS へ移行	消防庁7項目で1 項目陽性	一次脳卒中センター/脳神経外科医療機関選定 <第1報> MIST 内因性 L&G 適応外 搬送時間10分 傾げ付き濃い	
情報（伝達）	通報内容からハイリスク症候と判断しない									<第2報> 意識レベル変化 わりなし

Case 12b 悪心・嘔吐 (内因性 L&G)

	Step 1 状況評価		Step 2 初期評価				Step 3・4 情報収集&バイタルサイン/判断	Step 5 全身観察	Step 6 評価・第1報・特定行為	Step 7 車内活動
	覚知	現場	気道	呼吸	循環	中枢神経系				
時刻	13:30	13:35			13:36		13:40	13:44	13:42	13:47
活動場所				現場					車内	車内
バイタルサイン/モニター RR							24			24
SpO2							96			95
PR/HR							115			114
BP							81/46 赤1			90/50 (輸液後)
BT							37.8			37.8
観察	居室内は安全 居室内で側臥位になっている。衣服には吐物が付着している		気道開通	呼吸はやや速い	橈骨動脈触知良好でやや速い 皮膚は熱感があり、紅潮	JCS 0 GCS E4V5M6		腹膜刺激激候 腸蠕動音消失 赤2		
処置 単回										静脈路確保
処置 継続							高濃度酸素投与 →			乳酸リンゲル液急速輸液
情報 収集	通報内容 娘から「82歳の母が自宅で腹痛と嘔吐で動けない」 R2 携行資器材確認 嘔吐物による感染を防ぐため、標準予防策を実施	家族から「旅行から帰ってきたばかりで経過はわからない」 本人から「朝食後から腹部の張りがあり、10時ごろから急激に痛みが強くなった。何度も嘔吐した。」					B:朝から腹痛、高血圧、大腸がんで1年前に開腹手術、旅行から帰宅したばかり A:なし G:今朝8時ごろ発症し増悪 M:今朝7時ごろ A:目立 S:腹痛、悪心、頻回の嘔吐 K:なし <判断> 非内因性 L&G 内因性 L&G 急性腹症によるショック 輸液プロトコル 保温	<qSOFA> 呼吸数:24 意識変容:なし 血圧:81/46	<評価> 血液分布異常性ショック <特定行為> 輸液プロトコル M:今朝から腹部膨満 I:腹痛、嘔吐 S:観察のとおり T:高濃度酸素投与 輸液プロトコル	
情報 伝達	通報内容からハイリスク症候と判断						内因性 L&G 急性腹症によるショック 輸液プロトコル 保温		三次医療機関選定 <第1報> MIST 内因性 L&G 輸液プロトコル指示要請 搬送時間20分 傾付き濃い	

13. 腹　痛

1 「腹痛」と聞いたらこれだけは忘れない

- ショックの有無を確認する。
- 腹膜刺激徴候の有無を確認する。
- 発熱，胸痛，背部痛の有無を確認する。

2 緊急度の高い疾患・病態

- 消化器系：消化管出血／穿孔，食道破裂，絞扼性腸閉塞，腹膜炎，胆道感染症，重症急性膵炎
- 循環器系：大動脈解離，大動脈瘤破裂，急性冠症候群，上腸間膜動脈閉塞症
- 生殖器系：精巣捻転症，異所性妊娠

本症候に関連する疾患の特徴，緊急度と搬送先医療機関の目安を表XI-20に示す。

3 評価と対応

Step 1：状況評価

傷病者の既往歴が判断の手がかりとなることも多い。「歩行不能」「突然の」「激しい」「冷や汗や顔色不良を伴う」などの表現に注意する。

Step 2：初期評価

ショックや強い疼痛などによる交感神経の緊張により，皮膚色不良，末梢冷感・湿潤，頻脈を呈する。末梢循環障害による代謝性アシドーシスの代償として頻呼吸となる。

傷病者が呈している体位に注意する。体動で痛みが悪化する場合は体性痛であることが多い。

Step 3：情報収集およびバイタルサインの測定

腹痛をきたす原因疾患は多岐にわたり，判断のためには多くの情報が必要となる。

表XI-20　腹痛

疾患など	疾患のポイント（特徴や所見）	緊急度			搬送先医療機関		
		緊	準	搬	三次	各専門	その他
急性大動脈解離	移動性の激烈な胸痛・背部痛, 上肢血圧の左右差, ショック, 四肢麻痺				○	○	
急性冠症候群	血圧変動／ショック, 徐脈, 心電図異常, 下顎部・頸部痛, 上腹部痛, 眼瞼黄色腫, 放散痛				○	○	
上腸間膜動脈閉塞症	局在が明らかでない腹痛, 心房細動, 弁膜症, 動脈硬化症, 下痢・下血, 腹膜炎					○	
食道破裂	咳, 呼吸困難, 頸部皮下気腫, 上腹部痛, 嘔吐, 息ごらえ後				○	○	
膵炎	上腹部痛, 悪心・嘔吐, 発汗, 発熱, 胸膝位で軽減, 食後・飲酒後				○	○	
胆石 胆嚢炎	右背部～肩痛, 過労や過食後, マーフィー徴候, 発熱					○	
上部消化管穿孔	上腹部痛, 悪心・嘔吐				○		
腎梗塞	側腹痛, 発熱, 血圧上昇, 心房細動, 血尿				○		
腎盂腎炎 腎周囲膿瘍	発熱, 悪寒, 発汗, 脱水の評価, 腰背部叩打痛					○	
尿路結石	激痛, 下腹部への放散痛, 間欠的・体動著明, 夜間／早朝発症が多い, 血尿					○	
異所性妊娠	急激な痛み, 体性痛, 血圧低下, 腹部の膨張					○	
腸閉塞	腹部膨満, 脱水, 腸雑音亢進					○	
糖尿病ケトアシドーシス	頻呼吸, 脱水, 糖尿病				○		
吐血・下血	腹痛, 貧血, 下血, 血便					○	
虫垂炎	発熱, 右下腹部痛, psoas sign					○	
急性胃粘膜症候群 食道炎 アニサキス症	出血によりショックを伴うことあり, アニサキスでは激しい痛みを伴う					○	
小腸・大腸疾患（潰瘍性大腸炎, 憩室炎, 炎症性腸炎, 過敏性腸症候群）	発熱・下痢・腹部腫瘤・体重減少・全身倦怠感・貧血などの随伴症状の確認					○	
脾梗塞	左上腹部痛				○		
精巣捻転症	陰嚢腫大と圧痛, 思春期男性					○	
卵巣出血・茎捻転	間欠性～持続性, 下腹部痛					○	
骨盤内感染症	発熱, 下腹部痛, 圧痛					○	

情報は BAGMASK，SAMPLE，OPQRST（p.30，表V-1〜3 参照）を活用し，短時間で効率的に聴取する。その他の情報（食事の内容，妊娠の有無，外傷歴，海外渡航歴，飲酒歴，排便状況など）も優先順位を考えて，現場または搬送中にできるだけ聴取する。

心電図による評価は，急性冠症候群との鑑別に有用である。また，心房細動を有する傷病者の急性腹症では，上腸間膜動脈閉塞症を常に念頭に置く。

救急現場においては，情報収集とバイタルサインの測定と同時に，Step 5 で腹部の重点観察（視診・聴診・打診・触診）を行う場合もある。

Step 4：判　断

高齢者では広範囲の腸管虚血でも腹膜刺激徴候に乏しいことがあるので注意する。急性腹症で感染症が疑われる場合は，敗血症の可能性もあり，quick SOFA が参考になる。

消化管出血による循環血液量減少性ショックや，敗血症による血液分布異常性ショックでは，輸液プロトコルの適応となる。

Step 5：全身観察／重点観察

視診：色調の変化，手術痕，膨隆，皮疹，浮腫など
打診：腹膜刺激徴候，鼓音，濁音
触診：圧痛，腫瘤，腹膜刺激徴候（筋性防御，筋強直，反跳痛，打診痛）（打診痛が陽性であれば，必ずしも反跳痛を誘発させる必要はない）
聴診：腸雑音（正常・低下・亢進の判断は主観的であり，聴診には過度な時間をかけない）

体性痛，内臓痛，関連痛の特徴を理解する（後述）。救急隊員は直腸診を行うことができないため，会話困難な高齢者などには，下着やおむつに付着した便の状況を確認することも考慮する。

Step 6：評価・ファーストコール・特定行為

高齢者の腹痛では，重症であっても腹部身体所見が病状を反映しないことがある。

急性腹症の多く（心筋梗塞など一部の例を除く）は，循環血液量が減少していることが多く，細胞外液補充のため輸液プロトコルが適応となる場合もある。

医療機関の選定は，救急現場での緊急度判定や医療機関選定基準，その他メディカルコントロール協議会などが定めた基準に応じた医療機関を選定し，ファーストコールを行う（表XI-21）。

緊急手術を要する疾患	外科：消化管穿孔，腸管壊死 心臓血管外科：大動脈瘤破裂，大動脈解離 婦人科：異所性妊娠，卵巣腫瘍茎捻転
手術となり得る疾患	外科：虫垂炎，憩室炎の穿孔，胆囊炎，潰瘍穿孔
内視鏡治療を要する疾患	消化器内科：閉塞性黄疸，消化管出血，胆石性の急性膵炎
血管内治療を要する疾患	放射線科・消化器内科：肝細胞がん破裂，急性腸間膜虚血，腎梗塞 循環器内科：急性心筋梗塞

（日本内科学会専門医制度審議会　救急委員会：内科救急診療指針2022．2022, p.101. より引用）

Step 7：車内活動

搬送中はバイタルサインや症候の変化に注意する。必要な場合にはセカンドコールを行い，医療機関に情報を提供する。

4　少し詳しい知識として

腹痛の病態

明確に区別することは難しいが，腹痛を内臓痛，体性痛，関連痛に分けると理解しやすい（表XI-22, 図XI-6）。
- 内臓痛：胸部，骨盤部，腹部などの内臓の伸展，虚血，炎症などにより起こる。
- 体性痛：腹膜，胸膜，腸間膜，横隔膜の炎症や物理的・化学的刺激で起こる。
- 関連痛：内臓痛と同じ脊髄レベルの体性感覚神経領域に起こる。特徴的な関連痛は，痛みの部位から原因疾患の絞り込みに役立つことがある（図XI-6）。

腹痛の随伴症状

腹痛に伴う随伴症状により病態や疾患の絞り込みが可能な場合がある。

悪心・嘔吐：胃腸炎，消化性潰瘍やイレウスに多い。吐物に胆汁成分（黄緑色）があれば上部消化管閉塞を疑う。
- 発熱：感染性疾患や重度の腹部炎症性疾患では発熱を伴う。
- 胸やけ・逆流感：胃食道逆流症で認める。
- 吐血・下血：潰瘍，急性胃粘膜病変，悪性疾患などを疑う。
- 下痢：胃腸炎とは限らず，腸閉塞などでも生じる。
- 黄疸：肝胆道系疾患で出現する。急性閉塞性化膿性胆管炎では高熱，腹部疝痛

	内臓痛	体性痛
症状	鈍痛, 灼熱感, 疝痛(間欠的)	刺すような鋭い痛み(持続的)
疼痛部位の範囲	腹部正中線上(腎・尿管以外)	局所性
疼痛部位	不明瞭	明瞭
訴え方	「その辺りが痛い」	「そこが痛い」
自律神経症状(悪心・嘔吐, 発汗)	多い	少ない
体動の影響	少ない	多い
食事・排便の影響	多い	少ない
触診所見	圧痛点が不明瞭	圧痛点が明瞭腹膜刺激徴候

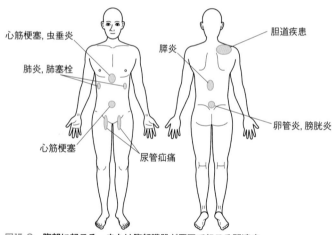

図XI-6　腹部に起こる, または腹部臓器が原因で起こる関連痛

を伴う。

- 背部痛：後腹膜臓器の疾患（膵疾患, 大動脈疾患, 腎盂腎炎など）で出現することが多い。消化性潰瘍でも認めることがある。
- 胸痛：心肺疾患, 胸部大動脈疾患などで認められる。肺疾患では深呼吸で痛みは悪化する。
- 血尿：泌尿器系疾患を疑うが, 血便, 不正性器出血との誤認に注意する。

Case 13a：アニサキスによる食中毒

◆シナリオの解説と病院前活動のポイント

　突然の発症で激しい上腹部痛を訴えているため，Step 1 の状況評価ではハイリスク症候と判断し，循環器系・大血管系の疾患や消化器系の緊急度の高い疾患を念頭に置いたが，Step 2 の初期評価で問題はなく，Step 3 でのバイタルサインも安定していた。昨夜，刺身を食べていて数時間経過しているという情報から，生鮮魚介類に寄生したアニサキスによる食中毒の可能性も考えられたが，深在性の間欠的疼痛（赤 2）であり，救急現場では判断できないため，急性腹症の原因の一つとして情報を医療機関に提供し，身体所見を繰り返しとって病態把握に努めながら，内因性ロード＆ゴーを適応せずに搬送した。

◆病院到着後の経過

　内視鏡検査にて胃壁に刺入した虫体を認めたため摘出された。

◆最終診断

　アニサキスによる食中毒

Case 13b：循環血液量減少性ショック（上腸間膜動脈塞栓症）

◆シナリオの解説と病院前活動のポイント

　突然の腹痛に伴い，顔色不良で冷や汗をかいていることから，Step 1 の状況評価ではハイリスク症候と判断した。また，現場到着時に心房細動の情報を得たため，腸間膜動脈閉塞を常に念頭に置いた。Step 2 の初期評価では頻呼吸と循環不全の徴候（赤 1）を認め，内因性ロード＆ゴーを宣言し，Step 6 で車内収容後に緊急開腹術と術後集中治療の可能な三次医療機関を選定し，ファーストコールを行った。同時にバイタルサイン測定でショック（赤 1）であることを確認した。全身観察では，激しい疼痛に比して腹膜刺激徴候などの身体所見に乏しかったことから，上腸間膜閉塞症の初期である可能性が強いと推定し，血性下痢は腸管の虚血による可能性を考えた。本事例のショックの原因は血性下痢と腸管浮腫により循環血液量減少をきたしたものと推定したが，短時間での搬送が可能と判断し，輸液プロトコルは実施せず搬送を優先した。

◆病院到着後の経過

　造影 CT により上腸間膜動脈閉塞が確認され，腸管壊死疑いで緊急開腹手術となり，腸管切除となった。

◆最終診断

　循環血液量減少性ショック（上腸間膜動脈塞栓症）

Case 13a　腹痛（非内因性 L&G）

	Step 1 状況評価		Step 2 初期評価				Step 3/4 情報収集&バイタルサイン・判断	Step 5 重点観察	Step 6 評価・第1報・特定行為	Step 7 車内活動
時刻	覚知 7:10	現場 7:18	気道	呼吸 7:20	循環	中枢神経系	7:25	7:29	7:32	7:38
活動場所		現場								車内

バイタルサイン／モニター

	Step 3/4 7:25	Step 7 7:38
RR	22	22
SpO₂	97	97
PR／HR	92	92
BP	134／90（左右差なし）	134／90
BT	36.4	36.4

観察・処置・情報

観察

- 現場（7:18）：居室内安全　布団上に側臥位、出血・失禁・嘔吐なし、お腹のあたりを触がっている
- 気道：気道開通　[お腹が痛い]
- 呼吸：チアノーゼなし、やや速いが、呼吸音などの異常なし
- 循環：末梢冷感・湿潤なし、橈骨動脈触知可能
- 中枢神経系：JCS 0　GCS E4V5M6　瞳孔R3P／L3P　CPSS該当なし
- Step 3/4：JCS 0　心電図：洞調律
- Step 5（重点観察）：手術痕なし　聴診音なし　移動する痛みなし　腹部膨隆なし　腹腔神経叢圧痛なし
- Step 7：12誘導心電図でST異常なし　腰背部痛なし　バイタルサイン継続観察

情報 収集

- 覚知（7:10）：通報内容　家族から、「56歳父が、自宅で突然の激しい腹痛で目が覚めた」R2　携行資器材確認　呼吸：異常なし　循環：冷や汗なし　意識：会話可能
- 中枢神経系：昨夜の19時ごろから居酒屋でイカやマグロ、サバの天然の刺身を食べた
- Step 3/4：B：高血圧　A：なし　G：通報の1時間前　A：昨夜の21時　A：自立　K：上腹部痛　K：降圧薬
- Step 5：O：突然　P：なし赤2　Q：間欠痛（内臓痛）　R：上腹部　S：随伴症状なし、疼痛スケール6　T：1時間前から
- Step 6：＜病態・状況の評価＞　間欠的な痛みであるため消化管の疾患を疑う　M：自宅で突然発症　S：ショックではない　T：7時ごろ、降圧薬
- Step 7：悪心・嘔吐あり　下痢なし　排便異常なし

情報 伝達

- 覚知：通報内容からハイリスク症候と判断
- Step 3/4：＜判断＞　ショックではない赤2　深在性急性疼痛　非内因性L&G　特定行為なし　現場で重点観察
- Step 6：＜第1報／指示要請＞　内視鏡検査が可能な施設　搬送時間約20分　家族に同乗あり
- Step 7：＜第2報＞　状態に変化なし　12誘導心電図で異常所見なし　腰背部痛なし　病院到着予定時刻

Case 13b 腹痛 (内因性 L&G)	Step 1 状況評価		Step 2 初期評価				Step 3 / 4 / 5 情報収集&バイタルサイン/判断/全身観察	Step 6 評価・第 1 報・特定行為	Step 7 車内活動
活動場所				現場			車内		
時刻	覚知 19：00	現場 19：15	気道	呼吸	循環	中枢神経系		19：25	19：40
バイタルサインモニター RR							30		
SpO₂							96		
PR/HR							125（不整） 赤1		
BP							触診 80 赤1		
BT							37.8		
観察		現場安全 自宅1階のトイレ前で右側臥位、両膝を曲げて唸っている	気道開通	浅い・頻呼吸	末梢冷感・湿潤 不整で頻脈 橈骨動脈触知 不良 赤1	JCS 0 GCS E4V5M6 瞳孔 R3 P／L3 P	橈骨動脈触知左右差なし 反復触診 眼瞼結膜貧血なし 腹部板状硬なし 打診痛あり 腸蠕動音消失		大きな変化なし
処置		水平位（膝屈曲位）→ 酸素投与		酸素投与					
情報 収集	通報内容 妻から、「82歳の夫。30分前からのトイレに行った。突然腹痛を訴えていた。腹痛で唸っている。見に行くと便器が血の顔色が悪い。冷や汗を真っ赤だった。冷や汗をかいている」R2 携行資器材確認							＜評価＞ 上腸間膜動脈閉塞症または消化管穿孔 ＜特定行為＞ 静脈路確保、輸液 M：突然の発症 I：腹部全体の痛みがあるも腹膜刺激徴候なし S：ショック T：酸素、輸液	＜判断＞ B：心房細動、慢性心不全あり、突然腹痛を訴えた A：なし G：18時半ごろ M：17時半ごろ A：制限なし S：腹痛、下血 K：抗凝固薬（服用せず）
情報 伝達	通報内容からハイリスク症候と判断 リスク症候と判断				内因性 L&G		内因性 L&G と判断	三次医療機関/ 緊急開腹手術が可能な医療機関判定 ＜第1報＞ 内因性 L&G 搬送時間 10分 搬送先要請ある	＜判断＞ 緊急開腹手術が可能な施設 腸間膜動脈閉塞症または大腸憩室炎穿孔の疑い 循環血液量減少性ショックに対して輸液プロトコル適応せず	内因性 L&G 継続

O：昨日からの腹痛が悪化
P：なし
Q：持続的
R：腹部全体
S：腹膜刺激徴候なし、血性下痢、ショック、疼痛スケール10
T：30分前

＜第2報＞
バイタルは不安定
内因性 L&G 継続

13. 腹痛　177

14. 喀血・吐血

1 「喀血・吐血」と聞いたらこれだけは忘れない

- 喀血と吐血の鑑別は慎重に行う。
- 喀血には N95 マスクを用いた感染予防を行う。
- 大量喀血は短時間で気道閉塞，呼吸不全に陥る。
- 大量吐血はショックや誤嚥による気道閉塞，呼吸不全を引き起こす。

2 緊急度の高い疾患・病態

- 消化器系：胃潰瘍，胃がん
- 呼吸器系：気管支拡張症

本症候に関連する疾患の特徴，緊急度と搬送先医療機関の目安を表XI-23に示す。

3 評価と対応

Step 1：状況評価

喀血・吐血はいずれも「血を吐いた」と通報されることが多い。

喀血や吐血の誤嚥は「呼吸困難」の原因になる。咳嗽とともに喀出されたのか，嘔吐とともに吐き出されたのか，持続的に出血しているのか，鼻出血を飲み込んでいないかなどを確認する。"吐いた血液"の性状・量を推定する。

救急隊員の感染防止対策を確認する。

Step 2：初期評価

喀血・吐血では気道閉塞，低酸素血症をきたしやすい。血液を吸引しても気道確保が困難な場合は側臥位とする。大量吐血は循環血液量減少性ショックの原因になる。

呼吸不全には酸素投与を迅速に開始する。酸素投与が不要な場合は傷病者のサージカルマスク着用も考慮する。

表XI-23　**喀血・吐血**

疾患など	疾患のポイント（特徴や所見）	緊急度			搬送先医療機関		
		緊	準	搬	三次	各専門	その他
気管支拡張症	咳，呼吸音減弱，痩せた老人				○		
肺がん	咳，痰，呼吸音減弱					○	
肺アスペルギルス症 肺結核	咳，痰，発熱，食思不振					○	
食道静脈瘤	肝性昏睡，黄疸，腹水					○	
食道がん 胃がん	上腹部痛，悪心・嘔吐					○	
胃・十二指腸潰瘍 急性胃粘膜病変	空腹時の腹痛，食事と関係した腹痛，痛み止めなどの内服					○	
マロリー・ワイス症候群	上腹部痛，悪心・嘔吐，発汗，発熱，飲酒後					○	

Step 3：情報収集およびバイタルサインの測定

　SpO_2 値と血圧に注意する。既往歴や現病歴の情報収集には，抗凝固薬や抗血小板薬の服用の有無を含める。

Step 4：判　断

　増悪するショックには輸液プロトコルの適応を判断する。実施に際しては，搬送中の車内で行うなど，医療機関への搬送が遅れないようにする。

Step 5：全身観察／重点観察

　緊急性が高い場合は Step 6 の後，車内で行う。腹部の膨満，腹壁静脈の怒張，黄疸，腹水などがみられる場合は肝硬変の可能性があり，食道静脈瘤破裂による出血も鑑別に入れる。

Step 6：評価・ファーストコール・特定行為

　喀血と吐血の鑑別が困難で，緊急を要する場合は，両者に対応できる救命救急センターなどの医療機関を選定する。

Step 7：車内活動

体位について，以下を参考に搬送する。
- 吐血が続く場合は，左側臥位をとらせて窒息を防ぐ。
- 肺がんなどで患側がわかっている場合は，患側が上の側臥位で喀出を促す。
- 大量の喀血が続く，または喀出が困難な場合は，患側を下にした側臥位にする。
- 状態が安定している場合は，傷病者の好む体位で搬送する。

4 少し詳しい知識として

喀 血

　喀血は咳嗽と同時に気管から血液を喀出されるもので，大量喀血とは，24時間のうちに600 mL（およそ膿盆1杯分）以上の血液を喀出することであるが，この評価は救急現場にはなじまない。便宜的に，ティッシュに付着したり痰にからんだりする程度を少量，明らかな血液の喀出を中等量，呼吸に明らかな障害が出る量を大量とするのが実際的である[1]。

　大量喀血で頻度の高い原因として，地域により異なるが，気管支原性がん，気管支拡張症，結核およびその他の肺炎などによるものがあげられる。まれに大量の喀血により，循環血液量減少性ショックをきたすことがある[1]。

吐 血

　吐血は血性物を嘔吐する症状であり，主として口腔からトライツ靱帯までの範囲からの出血による。吐物が黒褐色あるいは暗赤色で，いわゆるコーヒー残渣様である場合は，出血した血液が一定の時間経過で胃酸によってヘマチン化されたことを示唆する。鮮紅色であれば，活動性の出血が起こっている可能性や出血部位が胃酸と接触しにくい食道である可能性を示唆する[2]。

文 献
1) 救急救命士標準テキスト編集委員会・編：救急救命士標準テキスト．改訂第10版，へるす出版，東京，p.516.
2) 日本内科学会専門医制度審議会 救急委員会：内科救急診療指針2022．総合医学社，東京，2022，p.103.

Case 14a：上部消化管出血（胃がん）

◆シナリオの解説と病院前活動のポイント

　吐いた血液は暗赤色で少量であることから，ハイリスク症候とは判断しなかった。Step 2 の初期評価では見当識障害はあったが，呼吸・循環は安定していた。Step 3 で，吐血（赤 2）のほかに黒色の排便も最近続いていたことを聴取し，既往歴から胃がんの関与も疑われた。バイタルサインは安定しており，Step 4 では消化管出血疑いで，内因性ロード＆ゴーの適応ではないと判断した。当初，喀血を嚥下し嘔吐した可能性も疑ったが，Step 5 で咳嗽はなく，聴診も問題なかったため否定的であった。起立時のふらつき（赤 2）と眼瞼結膜は蒼白で，貧血が疑われた。搬送先には通院中の二次医療機関を選定した。

◆病院到着後の経過

　内視鏡検査にて再発胃がんからの出血が確認されたが，活動性ではなかったため，止血処置は行わず，経過観察入院となった。ヘモグロビン値も 8.5 g／dL と貧血であったが，循環動態が保たれていたため輸血は見合わせた。

◆最終診断

　上部消化管出血（胃がん）

Case 14b：大量喀血による呼吸不全（気管支拡張症）

◆シナリオの解説と病院前活動のポイント

　本事例においては，当初 Step 2 の初期評価で橈骨動脈の脈拍が弱く感じ，顔色不良と末梢冷感・湿潤を認めたため，呼吸不全およびショック（赤 1）であると判断し，内因性ロード＆ゴーを宣言して高濃度酸素投与を開始した。直ちに Step 6 へ移行し，車内収容後，三次医療機関を選定した。バイタルサイン測定では，収縮期血圧が 100 mmHg であったが，SpO_2 が測定不能で，出血を伴う咳嗽を喀血と判断し，あらためて呼吸不全による内因性ロード＆ゴーとして，選定医療機関への搬送を急いだ。既往から気管支拡張症と判断したが，患側が不明であり，健側肺に血液が流入（吸入）するのを防ぐため左下側臥位の搬送とした。

◆病院到着後の経過

　救急外来において健側肺への選択的気管挿管を行い，気管支動脈塞栓術により止血処置を実施した。

◆最終診断

　大量喀血による呼吸不全（気管支拡張症）

Case 14a 喀血・吐血（非内因性 L&G）

	Step 1 状況評価 覚知 9：00	Step 1 現場 9：15	Step 2 初期評価 気道	呼吸	循環	中枢神経系	Step 3/4 情報収集&バイタルサイン インシデン/判断 9：20	Step 5 全身観察	Step 6 評価・第1報・特定行為 9：25	Step 7 車内活動 9：30
活動場所						現場			車内	
RR							24			24
SpO₂							95			95
PR／HR							70			70
BP							130／78			132／80
BT							36.5			36.5
観察		自宅安全 トイレ前廊下 坐位	気道開通	呼吸正常 咳嗽なし	橈骨動脈 蝕知良好	JCS 2 GCS E4V4M6 瞳孔 R4 P／L4 P		眼瞼結膜蒼白 口腔内暗赤色血液 心窩部に軽度圧痛 腹部正中に手術痕 聴診で呼吸音正常		JCS 2 GCS E4V4M6 瞳孔 R4 P／L4 P
処置 単回／継続				半坐位 →						
情報 収集	通報内容 息子から、「75歳の父が、トイレで血を吐いた。少量で暗赤色」 携行資器材確認						B：トイレで吐血、黒色便、胃がんの既往 A：なし G：高血圧 M：昨日18時 A：自立 S：起立時ふらつき 赤2 K：嚥下薬			
情報 伝達		通報内容からハイリスク症候と判断しない				非内因性 L&G	<判断> 消化管出血 （胃がんからの可能性） アルコリンス△移行なし 特定行為なし	<病態・状況の評価> 胃がんからの持続出血 貧血 M：トイレで吐血 I：消化管出血 S：安定 赤2 T：とくになし	<第1報/指示要請> MIST 通報時の医療機関か消化器科専門施設 搬送時間20分 息子同乗	<第2報> 変化なし 落ち着いている 悪心あり

Case 14b 喀血・吐血 (内因性 L&G)	Step 1 状況評価		Step 2 初期評価				Step 6 評価・第1報・特定行為	Step 3/4/5 情報収集＆バイタルサイン／判断／全身観察	Step 7 車内活動
	覚知	現場	気道	呼吸	循環	中枢神経系			車内活動
時刻	20：00				20：15		20：20	20：30	20：40
活動場所		現場							車内
バイタルサイン・モニター RR								30	
SpO₂								測定不可 赤道	
PR／HR								110	
BP								100／70	
BT								36.8	
観察		室内安全 リビングの椅子に座位 テーブルや衣服に血液付着 あり	気道開通	頻呼吸 吸気時の喘鳴	橈骨動脈弱い 末梢冷感・湿潤 蒼白あり 赤1	JCS 30 GCS E2V3M5 瞳孔 R3 P／L3 P		咳嗽時に鮮紅色出血 左肺で呼吸音減弱 吸気時の喘鳴継続 赤2	
処置 単回／継続				高濃度酸素投与 →			水平位（抑臥位）→	側臥位（患側を下）→	
情報 収集	通報内容 妻から、「外出先から帰宅したところ、60歳の夫が血を吐いてぐったりしている。冷や汗をかいている」R2						<評価> 呼吸不全疑い <特定行為> なし M：突然の吐血 赤2 L：大量喀血 S：ショック T：高濃度酸素投与	B：喀血あり、気管支拡張症、高血圧の既往 A：なし G：糖尿病なし M：昨夜20時ごろ A：自立 S：ショック K：抗凝薬、血圧	
伝達	携行資器材確認 通報内容からハイリスク症候と判断		内因性 L&G	内因性 L&G			三次医療機関選定 <第1報> MIST 内因性 L&G 搬送時間20分 要付き添い	<判断> 喀血による低酸素症疑い（気管支拡張症の悪化）内因性 L&G	<第2報> 内因性 L&G 継続

14. 喀血・吐血　183

15. 下 痢

1 「下痢」と聞いたらこれだけは忘れない

- 循環血液量減少性ショックの増悪には輸液プロトコルを考慮する。
- 下痢の回数や性状が脱水の評価に有用である。
- 感染症を念頭に置く。

2 緊急度の高い疾患・病態

- 脱水による循環血液量減少性ショック

本症候に関連する疾患の特徴,緊急度と搬送先医療機関の目安を表XI-24に示す。

3 評価と対応

Step 1：状況評価

下痢の回数や性状から,脱水の程度を推定して現場に臨む。集団発生としてほかに同様の傷病者がいないかを確認する。汚染を防ぐため標準予防策を再確認することも必要である。

Step 2：初期評価

脱水や電解質異常により生じ得る,循環血液量減少性ショック,脱力,意識障害,不整脈などの症候を確認する。

Step 3：情報収集およびバイタルサインの測定

感染性下痢は集団で発生する場合があり,家族などの状況も確認する。数日前からの食事および経口摂取物の内容を可能な範囲で確認する。また,先行する感染症関連の症候を確認する。

疾患など	疾患のポイント（特徴や所見）	緊急度			搬送先医療機関		
		緊	準	搬	三次	各専門	その他
アナフィラキシー	喘鳴，全身の発赤，皮疹，浮腫，ショック	■			○		
小腸・大腸疾患（潰瘍性大腸炎，憩室炎，炎症性腸炎，過敏性腸症候群）	発熱，下痢，腹部腫瘤，体重減少，全身倦怠感，貧血などの随伴症状の確認					○	
ノロウイルス	水様便，初期には胃部不快感，悪心・嘔吐，冬が多い					○	
ロタウイルス	白っぽい水様便，発熱					○	
病原性大腸菌	強い腹痛と血便，頻回の水様便，右下腹部痛のことも					○	
細菌性赤痢	軽症の場合，粘血便を認めないことも，テネスムス（しぶり腹：便意は強いがなかなか排便できないこと）	■				○	
サルモネラ腸炎	時に緑色の下痢，疑わしい食品摂取後1〜2日以内	■				○	
コレラ	発熱や腹痛を伴うことはまれ，右背部〜肩痛，「米のとぎ汁」様の大量の水様性下痢と嘔吐（重症例），電解質異常に伴う痙攣	■				○	
偽膜性大腸炎	暗血性水様便，抗菌薬などの服用歴の確認					○	
下剤	腹部不快感，緩下薬服用，消化管検査前後					○	
虚血性大腸炎	突然の腹痛，暗血性水様便，動脈硬化，不整脈，高齢者	■				○	
クローン病	腹痛，貧血，倦怠感，体重減少，痔瘻					○	
過敏性腸症候群	腹部膨満，腹鳴，便秘と下痢を繰り返すことも					○	

Step 4：判　断

　脱水により増悪するショックでは，輸液プロトコルの適応を判断する。実施に際しては搬送中の車内で行うなど，医療機関への搬送が遅れないようにする。

Step 5：全身観察／重点観察

　脱水により，バイタルサインの異常や意識障害のほかに，皮膚・口腔粘膜の乾燥や弾力性（ツルゴール）の低下，無尿，脱力などの症状を生じる。低カリウム血症などの電解質異常によって，腓腹筋などの痙攣が生じる場合もある。

Step 6：評価・ファーストコール・特定行為

　便，汚染されたおむつ，下着などは必要に応じて密閉した容器で医療機関へ携行する。増悪するショックが疑われる場合には，Step 4 に基づいて輸液プロトコルを開始する。

Step 7：車内活動

　脱水の進行によるバイタルサインの変化に注意する。救急車内が汚染された場合には消毒を厳重に行う。

4　少し詳しい知識として

下痢の発生機序

　便中の過剰な水分は，感染性，薬剤性，食事関連性，外科的，炎症性，通過関連，吸収不良性などが原因で生じ，これらの原因は次の 4 つの異なる機序によって下痢を引き起こす。

(1) 浸透圧性

　非吸収性の水溶性溶質が腸内に残留し，水分を貯留させる場合に生じる。緩下薬のマグネシウム塩やラクツロース，乳糖不耐症で砂糖の代用品として使用されているヘキシトールの大量摂取，特定の果物の過剰摂取などが原因となる。

(2) 分泌性

　腸の電解質と水分の分泌が吸収を上回った場合に起こる。分泌促進物質として，細菌毒素（例：コレラ，クロストリジウム・ディフィシル，大腸菌），腸管病原性ウイルス，非吸収性の食事脂肪，そのほか多くの薬物がある。

(3) 炎症性

　感染症および粘膜炎症や潰瘍性疾患（クローン病，潰瘍性大腸炎など）で生じる。血漿，血液，粘液の滲出によって便の容量および水分含有量が増加する。

(4) 吸収時間の短縮

　吸収される水分が減少するため，便中に大量の水分が残留する場合に生じる。胃

または腸管切除術，刺激性下剤でみられる。

下痢の合併症

　病因を問わず，下痢には脱水以外に，以下のような電解質異常による合併症が起こり得る。
- 炭酸水素イオンの喪失による代謝性アシドーシス
- 重症もしくは慢性下痢患者，または便に過剰な粘液が含まれている場合には低カリウム血症による心電図異常など
- 長期にわたる下痢の後，低マグネシウム血症によるテタニー

アナフィラキシーと下痢

　アナフィラキシーの一症状として腹痛や下痢をきたすことがある（アナフィラキシー患者の最大45％）。皮膚・粘膜症状はアナフィラキシー患者の80〜90％，気道症状は最大70％に発現するとされており，必ずしも併発するとは限らないが，病歴聴取や全身観察時に注意する。

参考文献

1) MSDマニュアルプロフェッショナル版：下痢.
http://merckmanual.jp/mmpej/sec02/ch008/ch008c.html
2) 日本アレルギー学会 Anaphylaxis対策委員会・編：アナフィラキシーガイドライン 2022. 日本アレルギー学会，東京，2022，pp19-20.

5 ┃ ケースシナリオ

Case 15a：アナフィラキシー（サバ食後）

◆シナリオの解説と病院前活動のポイント

　軽度の腹痛を伴っていたが，下痢の程度は軽いと考えた。ハイリスク症候とは判断しなかったが，感染症の可能性を共有して臨んだ。Step 2の初期評価ではとくに問題はなく，Step 3でもバイタルサインは安定していた。鯖寿司を食べた後からの腹部症状であったため，アニサキス症も鑑別にあげたが，Step 5の全身観察において四肢と体幹に発赤を伴う膨疹を認め，掻痒を訴えたため，アナフィラキシーの可能性が高いと判断した。バイタルサインは安定していたので，直近の二次医療機関へ搬送した。

　本事例では実施しなかったが，アナフィラキシーに対して抗アレルギー薬は無効

であり，ステロイドは即効性がないため，呼吸・循環に異常をきたしている場合は
アドレナリンの迅速な筋注が唯一の治療となる。

◆病院到着後の経過

　救急外来到着後，腹痛と下痢は治まっており，アドレナリンの筋注は行わず，輸
液をしながら経過観察を行ったところ，全身の皮疹も軽快した。経口補水が可能で
あることを確認し，入院せずに抗アレルギー薬を処方して帰宅となった。

◆最終診断

　アナフィラキシー（サバ食後）

Case 15b：循環血液量減少性ショック（感染性腸炎）

◆シナリオの解説と病院前活動のポイント

　下痢と体動困難の通報内容からハイリスク症候（R2）と判断した。Step 2 の評価
で高度な脱水を疑い，内因性ロード＆ゴーを宣言して直ちに Step 6 へ移行し，車内
収容後にファーストコールで状態の報告と受け入れ要請を行った。続いて Step 3〜
5 において，「赤 1」に該当するバイタルサイン，頻回な下痢と経口摂取不良，皮膚
所見などを総合して，脱水による循環血液量減少性ショックと判断した。輸液プロ
トコルの指示要請により急速輸液を行うことで，搬送中のショックの進行を回避す
ることができた。

　感染性腸炎の場合，潜伏期間はさまざまであるため，傷病者の状態に余裕があれ
ば，数日間さかのぼって摂取したものを確認する。感染対策として，マスクやゴー
グル，アイシールドを装着して対応する。なお，ノロウイルスやロタウイルスが原
因の場合には排泄物にも感染力があるため，それらで汚染された物品で捨てられる
ものは袋に密閉して廃棄し，床などは次亜塩素酸ナトリウムで拭き取り，その後，
水拭きを行う。

◆病院到着後の経過

　救急外来でも輸液を継続し，徐々に頻脈と低血圧は改善したが腎機能低下を認め
た。循環動態の経過観察および感染性腸炎に対する精査・加療のため入院となった。

◆最終診断

　循環血液量減少性ショック（感染性腸炎）

Case 15a 下痢 (非内因性 L&G)		Step 1 状況評価		Step 2 初期評価				Step 3・4 情報収集&バイタルサイン/判断	Step 5 全身観察	Step 6 評価・第1報・特定行為	Step 7 車内活動
活動場所		覚知	現場	気道	呼吸	循環	中枢神経系				車内
時刻		13：45	13：55			現場		14：05	14：10	14：13	14：15
バイタルサインモニター	RR							20			20
	SpO₂							96			98
	PR／HR							102			92
	BP							122／86			124／82
	BT							36.8			37
観察			居宅内安全 本人がトイレから出てきた	気道開通 意識清明	呼吸：少し速い	橈骨動脈触知、頻脈 皮膚湿潤	GCS E4V5M6 瞳孔 R3P／L3P	B：既往なし、昼食（鯖寿司）の後に下痢 A：なし G：13時ごろから M：12時ごろにお好み焼き A：自立 S：下痢 K：なし	本人「全身が痒い」 O：昼食後 P：お腹が痛むとき し痛む Q：鈍痛 R：お腹全体的に S：下痢、疼痛 ケール3 T：昼食後から間欠的に		意識清明 喘鳴なし 腹痛増強なし 皮疹増強なし
							非内因性L&G		体幹部、四肢に皮疹 グル音亢進 軽度下腹部痛あり 腹部圧痛なし 筋性防御なし		
処置	単回		仰臥位（水平位）→								
	継続										
情報	収集	通報内容 母親から、「22歳の息子が食後に腹痛を訴え、その後、少量の下痢が続いている」 携行資器材確認 感染対策確認	母親から「昼食に鯖寿司を食べた後、お腹がグルグルすると言っていた」 本人から「便は下痢便が少量ずつ何度か出た。腹痛は軽い」								
	伝達	通報内容からハイリスク症候と判断しない 感染症の可能性を共有						<判断> アナフィラキシーによる下痢またはアニサキス症の疑い 非内因性L&G		<病態・状況の評価> アナフィラキシー疑い M：昼食摂取後 I：下痢、全身に皮疹 S：安定 T：とくになし 二次医療機関選定 <第1報/指示要請> MIST 搬送時間10分 母親付き添い	<第2報> なし

Case 15b 下痢 (内因性L&G)	Step 1 状況評価		Step 2 初期評価				Step 6 評価・第1報・特定行為	Step 3/4/5 情報収集&バイタルサイン・判断/全身観察	Step 7 車内活動
	覚知	現場	気道	呼吸	循環	中枢神経系			
活動場所 時刻	10:10	10:15		現場			10:17	10:22　車内	10:28
バイタルサインモニター RR							24	22	22
SpO2							98	98	98
PR/HR							120	116	110
BP							78/32 赤1	82/34	86/46
BT							36.6	36.6	36.6
観察		室内安全 寝室でベッド上で 仰臥位	気道開通 JCS Ⅱ桁	頻呼吸あり	橈骨動脈は弱く速い 皮膚乾燥あり 赤1	JCS 10 GCS E3V4M6 瞳孔 R3 P／L3 P 運動麻痺なし			GCS E3V4M6
処置 単回		仰臥位（水平位） →		高濃度酸素投与 →					静脈路確保
処置 継続				高濃度酸素投与 →	内因性L&G			乳酸リンゲル液急速輸液	
情報 収集	通報内容 娘から「ここ数日の母が数日体調不良があり動けない。下痢が続いている」図2 携行資器材確認	娘から「72歳の母を下痢をしており、食事もとれていない。倦怠感が強くて動けないため病院に行けなかった」					<評価> 下痢、脱水による循環血液量減少性ショック <特定行為> 輸液プロトコル M：下痢、脱水 I：皮膚乾燥 S：ショック T：高濃度酸素投与 <第1報> かかりつけ二次医療機関連絡 MIST、内因性L&G 搬送時間20分 娩付き添い 第2報で指示要請	B：高血圧症、数日下痢 A：なし G：3日前から M：昨夕おかゆを少量 S：下痢、体動困難 K：降圧薬 <判断> 感染性腸炎による下痢、循環血液量減少性ショック <第2報・指示要請> 輸液プロトコル	<第3報> 静脈路確保、輸液開始 内因性L&G継続
情報 伝達	通報内容からハイリスク症候と判断	通報内容からハイリスク症候と判断							

16. 下血・不正性器出血

1 「下血・不正性器出血」と聞いたらこれだけは忘れない

- ショックの合併を疑う。
- 妊娠関連疾患を疑う。
- 下血，不正性器出血，血尿の鑑別に有用な情報を収集する。

2 緊急度の高い疾患・病態

- 出血性ショックを伴う病態
- 不正性器出血では妊娠に関係したもの

本症候に関連する疾患の特徴，緊急度と搬送先医療機関の目安を表XI-25に示す。

3 評価と対応

Step 1：状況評価

下血か，不正性器出血か，血尿かの鑑別を念頭に置く。不正性器出血であれば妊娠関連疾患の可能性を考える。妊婦であれば，週数とかかりつけ医療機関の有無を確認する。

Step 2：初期評価

ショックの合併を念頭に置く。不正性器出血は，少量であっても腹腔内出血の合併でショックを呈し得る。

Step 3：情報収集およびバイタルサインの測定

下血，不正性器出血，血尿の鑑別のため情報収集を行う。

出血の性状，随伴症状（発熱，腹痛，下痢，便秘，悪心など）の情報を聴取する。出血量の推定が困難な場合は回数と間隔を聞く。

下血は消化管内の出血部位や出血量により黒色便（タール便）と鮮血便に分けられ，出血源が肛門に近づくほど鮮紅色となる。大腸病変では，粘血便になる。

疾患など	疾患のポイント (特徴や所見)	緊急度			搬送先医療機関		
		緊	準	搬	三次	各専門	その他
小腸・大腸疾患 (潰瘍性大腸炎,憩室炎,炎症性腸炎,過敏性腸症候群)	発熱,下痢,腹部腫瘤,体重減少,全身倦怠感,貧血などの随伴症状の確認					○	
大腸がん	大量出血しなければ安定					○	
虚血性腸炎 憩室炎	少量から中程度					○	
血小板減少性紫斑病	他の部位にも紫斑が出る					○	
白血病	貧血による症状,出血傾向					○	
腸間膜動脈血栓症	状態の急激な変化があり得る,腹膜刺激徴候は初期にはないことがある				○		
細菌性胃腸炎 赤痢	食事の内容確認,嘔吐は少ない,粘血便(赤痢)					○	
黄色ブドウ球菌食中毒	食後3時間くらいの激しい腹痛,下痢,嘔吐,集団発生					○	
流産,異所性妊娠など	妊娠の可能性,循環血液量減少性ショックに注意					○	
子宮筋腫,子宮内膜ポリープなど	不正性器出血と月経を間違えることがある,循環血液量減少性ショックはまれ					○	
性交後出血 排卵時出血 子宮頸部びらん	不正性器出血と月経を間違えることがある,循環血液量減少性ショックはまれ					○	

ワルファリンなどの抗凝固薬,アスピリンなどの抗血小板薬の内服歴を聴取する。

Step 4：判　断

増悪するショックが疑われる場合には輸液プロトコルに移行する。不正性器出血では産婦人科の受診歴,妊娠の可能性を確認する。

Step 5：全身観察／重点観察

下血,不正性器出血に応じた全身観察を行う。

表XI-26　不正性器出血の原因となる疾患

炎症性	感染，萎縮性腟炎，子宮内膜炎
ホルモン異常	卵巣機能不全，月経異常
良性腫瘍	子宮頸部または内膜のポリープ，子宮筋腫
子宮腟部びらん	若年女性では一般的
悪性腫瘍	子宮頸がん，子宮体がん，子宮肉腫，卵巣腫瘍，腟がん
妊娠	流産，異所性妊娠

Step 6：評価・ファーストコール・特定行為

　ショック状態などバイタルサインが不安定であったり，持続する下血を呈していたりする傷病者では緊急内視鏡検査を要する可能性があり，対応可能な医療機関を選定する。

　不正性器出血が産婦人科救急と判断されたら，かかりつけ医療機関または地域の搬送機関選定システムに沿って搬送する。

Step 7：車内活動

　症状とバイタルサインの変化に注意する。

4　少し詳しい知識として

不正性器出血

　不正性器出血は炎症やホルモン異常といったさまざまな疾病により，月経以外に生じる性器からの出血であり，腫瘍や炎症性疾患などによる器質性出血とホルモン異常などによる機能性出血がある。新鮮な出血以外では，陳旧性の出血は茶褐色を，わずかな出血では黄色を呈する。緊急度の高い産婦人科系疾患では，全例が不正性器出血か下腹部痛が主訴であるといっても過言ではない。不正性器出血の原因となる疾患を表XI-26に示す。

下血と血便

　下血とは，血液成分が肛門から排出されることの総称である。便がなく血液そのものが出るもの，血液混じりの便が出るものをすべて下血という。なかでも血便とは，赤色あるいは暗赤色の便で，形状のある便に血液が混じった状態をいう。血便

は大きく以下の3種類に分けられる。

(1) 黒色便

　上部消化管からの出血によるものが多く，墨やタールのような，真っ黒な便である。ヘモグロビンの鉄成分が胃酸と反応し，酸化することによって黒くなる。鉄剤を服用している際も便は黒くなる。

(2) 鮮血便・暗赤色便

　小腸や大腸からの出血では，出血源が肛門に近づくほど鮮やかな色の血便となる。ただし，上部消化管からの出血でも，大量出血すれば鮮血便となる。

(3) 粘血便

　血液に粘液が混じっている便で，大腸粘膜の炎症などにより生じる。典型的には潰瘍性大腸炎やクローン病で認められるが，感染性腸炎や虚血性腸炎なども原因となる。

5 ｜ ケースシナリオ

Case 16a：虚血性腸炎

◆シナリオの解説と病院前活動のポイント

　通報内容からハイリスク症候ではないと判断し，Step 2でも問題はなく，内因性ロード＆ゴーの適応はないと考えた。Step 3では，最近は便秘気味であったが，本日朝から下痢が数回あり，最後に鮮紅色の出血があったが量は少なく，血圧はむしろ高めで，抗凝固薬や抗血小板薬の内服はなかった。鑑別診断として，大腸憩室出血，感染性腸炎，大腸がんなどが想定されたが，高齢，軽度の腹痛，数回の下痢の後の赤い便，高血圧の既往などから虚血性腸炎の可能性が高いと考え，消化器系疾患の対応が可能な二次医療機関を選定して搬送した。

◆病院到着後の経過

　腹部造影CTの結果，虚血性腸炎の診断により，禁食で経過観察入院となった。血液検査ではヘモグロビン値は正常範囲内であり，輸血の必要はなかった。

◆最終診断

　虚血性腸炎

Case 16b：出血性ショック（流産）

◆シナリオの解説と病院前活動のポイント

　妊娠中の女性の「排便時の出血」で腹痛を伴っており，顔色不良（赤1）とふらつき（赤2）により，ハイリスク症候と判断した。Step 2でもショックの徴候（赤1）を認め，内因性ロード＆ゴーを宣言し，Step 6へ移行した。ショックであるこ

とを確認し，問診と全身観察から，流産に伴う不正性器出血による出血性（循環血液量減少性）ショックと判断し，搬送先医療機関として産婦人科救急に対応可能な三次医療機関を選定後，MIST による伝達に続いて輸液プロトコルに従い指示要請した。搬送途上で輸液を開始し，バイタルサインは不安定のままであったが，悪化の徴候はなく，セカンドコールで輸液後の状態を伝えた。

　もし傷病者の状態に余裕があれば，妊娠・産婦人科系疾患を想定し，月経歴を聴取するとともに，下血か不正性器出血かの鑑別を行うために病歴を詳しく聴取し，可能なかぎり排出されたものを確認する。

◆病院到着後の経過

　出血性ショックの状態であり，急速輸液を行いつつ出血の精査を施行した。産婦人科診察で血塊は胎児であることが確認された。なお，子宮内容物の遺残，弛緩出血は認められなかった。血液検査で貧血を認めたため輸血を行い，超音波検査・造影 CT では血管外漏出像を認めなかった。循環動態が改善したため，産婦人科一般病棟に入院となった。

◆最終診断

　出血性ショック（流産）

Case 16a 下血・不正性器出血 (非内因性 L&G)		Step 1 状況評価 覚知 18：30	現場 18：40	Step 2 初期評価 気道	呼吸	循環	中枢神経系	Step 3 / 4 情報収集＆バイタルサイン／判断 18：45	Step 5 重点観察	Step 6 評価・第1報・特定行為 18：50	Step 7 車内活動 18：55
活動場所						現場				車内	車内
バイタルサイン／モニター	RR							18			18
	SpO2							96			95
	PR／HR							100			105
	BP							160／100			165／95
	BT							37.5			37.5
観察		居室内安全 自宅トイレ内で洋式便座に座っている。腹痛は軽度		気道開通 JCS I桁	呼吸正常	皮膚温潤、橈骨動脈触知良好、脈はやや速い	JCS 1 GCS E4V5M6 瞳孔R3 P／L3 P	仰臥位→	皮膚温潤 腹部圧痛なし 筋性防御なし 眼瞼結膜貧血なし 黒色便なし、鮮血あり	＜病態・状況の評価＞ 下部消化管出血 ショックではない M：下痢の後の下血（血便、血便） S：軽度の頻脈 T：処置なし	JCS 1 GCS E4V5M6 出血なし
			坐位→								
観察 単回									赤2		
観察 継続											
処置											
情報 収集		通報内容 息子から、「80歳の父が朝から下痢があり、朝からさっき排便した5～6回下痢ら血が混じっていた。顔色が悪くない」 携行資器材確認	本人から 「少しお腹は痛いが、朝から下痢があるが、最近は便秘気味であった」				薬を飲んでも血圧は普段から高い。最近は便秘気味であった	B：既往は高血圧 A：なし G：朝から下痢、出血は今回初めて M：18時ごろ夕食少量 A：自立、無職 S：下血（血便） K：臨圧なし	朝から何度か下痢があり、最後にトイレへ行ったら便と一緒に真っ赤な出血あり		＜第2報＞ なし
情報 伝達		通報内容からバイタルスク症候と判断しない					非内因性 L&G	＜判断＞ 消化管出血 ショックではない 非内因性 L&G		＜第1報／指示要請＞ MIST 消化器科専門施設 搬送時間15分 息子付き添い	

Case 16b　下血・不正性器出血（内因性 L&G）

	Step 1 状況評価		Step 2 初期評価				Step 3／4／5 情報収集・バイタルサイン／判断／全身観察	Step 6 評価・第1報・特定行為	Step 7 車内活動
	覚知	現場	気道	呼吸	循環	中枢神経系			
時刻	19：30	19：40						19：45	19：50
活動場所		現場					車内		車内
RR									28
SpO₂							100		100
PR／HR							120		115
BP							90／50		92／60
BT							35.8		35.6
観察		室内安全 居間に臥位	気道開通	呼吸はやや速い	皮膚蒼白、末梢冷感・湿潤あり、橈骨動脈は弱く速い　赤1	JCS 1 GCS E4V5M6 瞳孔 R3P／L3P	眼瞼結膜黄染あり 腹膜刺激症候あり 筋性防御はないが臍周囲が硬い		皮膚湿潤 JCS 1 GCS E4V5M6
処置（単回）				高濃度酸素投与 →					
処置（継続）				仰臥位（水平位） →			静脈路確保 乳酸リンゲル液 →		

情報

Step 1 収集：
通報内容
やや混乱気味の母親から、「37歳の娘が夕食後、急に下腹部痛を訴えトイレに行って排便したら出血した。便器は真っ赤で血の塊がある。話はできるが、顔面が青ざめて、ふらついている」　R2

携行資器材確認
通報内容からハイリスク症候と判断

Step 2 情報：内因性 L&G

Step 3／4／5：
<評価>
B：子宮筋腫、月経不順、妊娠否定、最終月経4カ月前、急な下腹部痛からトイレで多量出血（凝血塊）後軽快、排便なし
A：なし
M：約30分前
I：夕食後
S：自立、接客業
K：1週間前、腸炎で抗菌薬

Step 6：
<評価>
出血性ショック疑い
<特定行為>
輸液プロトコル
M：突然の下腹部痛に後発出血
I：下血または不正性器出血
S：ショック
T：高濃度酸素、輸液希望

<判断>
流産による出血性ショック
内因性 L&G
輸液プロトコル

Step 6 伝達：
三次医療機関／産婦人科医療機関連絡
MIST
内因性 L&G
搬送時間10分
母親付き添い

Step 7：
O：夕食後
P：腹痛
Q：鈍痛
S：随伴症状なし、疼痛スケール2
T：30分程度

<第2報>
バイタルは不安定
便器の中に腹につままれた10cm程度の塊あり（医療機関に持参）
内因性 L&G 継続

PEMECガイドブック 2023

定価（本体価格2,400円＋税）

2017年 2 月 1 日	第 1 版第 1 刷発行
2022年 2 月28日	第 1 版第 7 刷発行
2023年 3 月17日	第 2 版第 1 刷発行
2023年 8 月25日	第 2 版第 2 刷発行
2024年 4 月 5 日	第 2 版第 3 刷発行
2024年 8 月29日	第 2 版第 4 刷発行

監　　修　　日本臨床救急医学会

編　　集　　日本臨床救急医学会 PEMECガイドブック改訂に
　　　　　　　関する編集委員会

編集協力　　日本臨床救急医学会 PEMEC企画運営小委員会
　　　　　　　小児救急委員会

発 行 者　　長谷川　潤

発 行 所　　株式会社 へるす出版
　　　　　　〒164-0001　東京都中野区中野2-2-3
　　　　　　Tel. 03-3384-8035（販売）　03-3384-8155（編集）
　　　　　　振替 00180-7-175971
　　　　　　http://www.herusu-shuppan.co.jp

印 刷 所　　三報社印刷株式会社

©2023, Printed in Japan　　　　　　　　　　　　　〈検印省略〉
落丁本, 乱丁本はお取り替えいたします。

ISBN 978-4-86719-064-7